生活防癌36计

简简单单防癌　快快乐乐活着

唐伟钊◎编著

SHENGHUO FANGAI 36 JI

暨南大學出版社
JINAN UNIVERSITY PRESS
·广州·

图书在版编目（CIP）数据

生活防癌36计/唐伟钊编著．—广州：暨南大学出版社，2014.4（2015.9重印）
ISBN 978－7－5668－0748－9

Ⅰ.①生…　Ⅱ.①唐…　Ⅲ.①癌—防治　Ⅳ.①R73

中国版本图书馆CIP数据核字(2013)第213657号

出版发行：暨南大学出版社

地　址：中国广州暨南大学
电　话：总编室（8620）85221601
营销部（8620）85225284　85228291　85228292（邮购）
传　真：（8620）85221583（办公室）　85223774（营销部）
邮　编：510630
网　址：http：//www.jnupress.com　http：//press.jnu.edu.cn

排　版：广州市友间文化传播有限公司
印　刷：广东广州日报传媒股份有限公司印务分公司

开　本：890mm×1240mm　1/32
印　张：5.25
字　数：131千
版　次：2014年4月第1版
印　次：2015年9月第2次

定　价：25.00元

癌症是全人类的公敌，

以现有医学水平，预防癌症胜于治疗癌症！

谨以此书献给关心癌症防治的人们，

以及全体患癌家属成员！

序 言

preface

中国医学科学院肿瘤医院流行病学研究所乔友林团队与世界卫生组织国际癌症研究署合作，对中国人群癌症进行归因分析，研究认为，中国人群中约60%的癌症是可以预防和避免的。这一结果比其他国家都高出约20%，可见我国国民对癌症的预防太不重视，我国癌症死亡率已超出世界平均水平的两倍。只要有一些生活技巧，预防癌症是可行的；同时，由于癌症是个可逆转的过程，治愈癌症也是可行的。只是晚期的癌症，才比较难以治愈。因此，笔者认为要提高我国预防癌症的水平，就要普及预防癌症的基础知识和经验。

全球癌症的发生率和死亡率在不断提高，也越来越有年轻化的趋势，面对癌症的汹涌而来，防癌于未然的呼声很高。从《中国肿瘤登记年报（2012）》披露的“全国每年新发肿瘤病例估计312万例，全国肿瘤死亡率为180.54/10万”，可推算我国每年因癌症死亡病例约240万例，而目前全国每年死亡人数为960万左右，说明我国已处于“四死一癌症”的状态，而世界平均水平未到“八死一癌症”，癌症已成为我国国民死亡的头号原因，我国已进入“万死癌为首”的时代。国内外很多媒体已经对癌症作过不少介绍，但笔者觉得系统性的专著比较少，因此，希望写一本概括性、系统性较强的研究专著。在此，一并对引用过的国内外研究和报道成果的作者，表达深深的谢意。

笔者通过对日常生活点点滴滴的讲述、分析甚至推理，让广大读者更方便了解癌症的发生机理。世界癌症研究基金会关于饮食、运动、烟酒等的10个建议经过研究证实可以预防1/3的癌症。笔者认为，能够预防1/3的癌症是很不错的，但对于个体而言，只预防1/3的癌症是不够的，因为还有2/3的机会得癌。因此，要在饮食、运动的基础上再挖掘预防癌症的方法和渠道，这正是笔者写本书的动力。根据我国传统医学文化的精髓，人们只要遵循“七分绿蔬，三分鱼肉”、“七分清淡，三分色香”等“七三开”生活原则和理念，就能避免更多癌症的发生，相信可以预防2/3或以上的癌症。由于本人学识所限，本书如有错漏，期望得到读者、专家的批评指教，以便在再版中完善，谢谢！

为促进防治癌症技术的发展，本人将本版售书所得的稿费全部捐给以防止癌症复发为研究方向的“中国抗癌纳米核导弹”专项研究基金，希望“中国抗癌纳米核导弹”早日问世，以解决和克服癌症复发的世界性难题。

唐伟钊

2013年9月于广州

目　录

contents

第一章　抗癌常识

一、为何预防癌症36计，“排”为上计

人体最大的排毒是大小便，尿黄屎臭的人更容易生癌。其实，“懒人多屎尿”有时未必是坏事（但尿多可能是肾阳虚），至少可以排毒，说明“懒人”可能吃了不少的蔬菜水果，非病态的“懒人”反而少生癌。但是，很少人懂得另外一种排毒方式，也是速度最快的一种排毒方式，那就是通过运动呼吸排出二氧化碳（碳酸酸毒），加快血液循环，提高体内的排毒能力，防止毒物在血管的沉积，疏通血管特别是毛细血管。要是你没时间运动，深呼吸也有一定效果，经过专家研究证实，呼吸是最快调整酸碱度的方法之一，人体只要血液呈正常的弱碱性，是绝对不会生癌的，因此，“排”为上计。

二、癌症发生有什么原因

目前世界上对癌症发生原因还没有最终的定论，而以基因突变的假说占上风；而部分中医研究认为，癌症是缺血缺氧造成的。其中“癌症是因为接触致癌因素引起的”和“癌症是多元素、多因素造成的慢性病”等观点的接受度比较高。笔者认为，癌字表面是三个口，与食（烟、酒、食物、水、空气）

关系重大，癌症的发生是由基因、环境、食物、工作方式、休息方式、生活方式、沐浴方式、运动方式、娱乐方式、情绪发泄方式等综合因素造成的。笔者认为至少有36种因素（在后面逐一论述）造成癌症的发生。“2012年，中美学者乔友林等人共同发表的《中国癌症归因分析》指出，中国的总体癌症死亡中，有57.4%是可避免的。”根据1990年曝光的患癌率和2005年国家癌症死亡率和发病率的数据研究发现，慢性感染是我国癌症发生的首要危险因素，占癌症死亡人数的29.40%（男性31.70%，女性25.30%），如乙肝病毒（HBV）可能导致肝癌；幽门螺杆菌可以引发胃癌；人乳头瘤病毒（HPV）感染可导致宫颈癌等等。其次是吸烟（22.60%，男性32.74%，女性5.02%），水果摄入不足（13.00%，男性13.70%，女性11.70%），饮酒（4.40%，男性6.69%，女性0.42%），蔬菜摄入不足（3.60%，男性3.90%，女性3.10%）和职业因素（2.70%，男性3.08%，女性2.07%），其余因素（<1.0%）包括环境因素（男性0.04%，女性1.79%）、体力活动缺乏（男性0.31%，女性0.21%）、超重和肥胖（男性0.06%，女性0.78%）、利用外源激素和生殖因素（其中生殖因素占0.47%，女性口服避孕药和激素替代疗法小于0.03%）。（笔者注：这与台湾研究公布诱发癌症的主要因素大体上是接近的。同时，两岸都认为，食物对癌症的发生“贡献率”很大。）

（1）男女癌症归因风险值图分析表如下：

原因	慢性感染	吸烟	水果摄入不足	饮酒	蔬菜摄入不足	职业因素	环境因素	超重和肥胖	体力活动缺乏	其他因素
男性	31.70%	32.74%	13.70%	6.69%	3.90%	3.08%	0.04%	0.06%	0.31%	34.12%
女性	25.30%	5.02%	11.70%	0.42%	3.10%	2.07%	1.79%	0.78%	0.21%	57.20%

女性其他因素，生殖因素占0.47%；口服避孕药和激素替代疗法小于0.03%。

（2）下图是中国人群（左：男性　右：女性）癌症归因风险值图[①]：

（注：因为各危险因素之间可存在联合作用，各个PAF简单相加可大于100%）

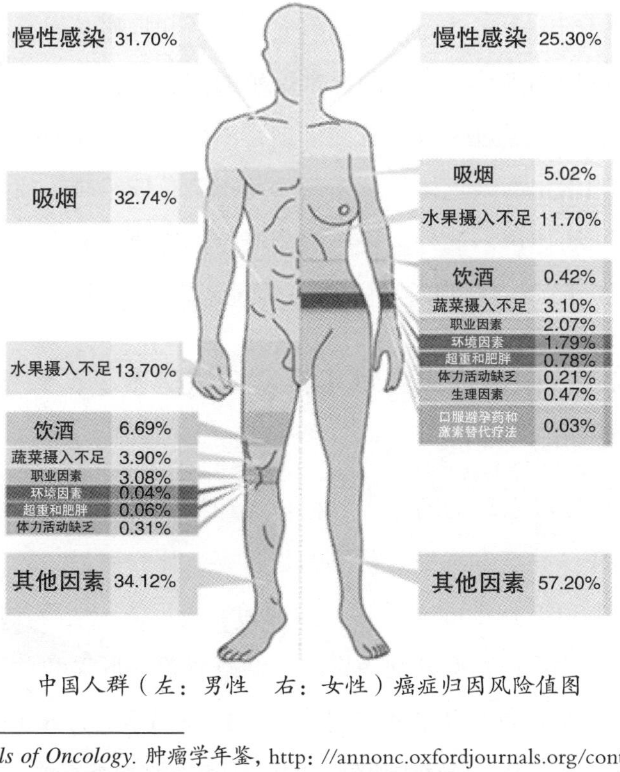

中国人群（左：男性　右：女性）癌症归因风险值图

① *Annals of Oncology*. 肿瘤学年鉴，http://annonc.oxfordjournals.org/content/23/11/2983.abstract?sid=74fe2678-5253-47eb-8792-fab79f35c762 .

三、什么是癌症，癌症有哪些科学假说

我国将肿瘤定义为：机体在各种致癌因素作用下，局部组织的细胞异常增生形成的新生物，就是说，肿瘤是一种细胞异常自主性增生的疾病。癌变是一个多步骤、多阶段的过程，目前世界医学界对癌变的具体机理还存在争议和分歧，主要集中在体细胞突变（somatic mutation）假说和表型遗传修饰（epigenesis）改变假说，其中体细胞突变假说主要包括基因突变（gene mutation）假说和非整倍体（aneuploidy）假说。

基因突变假说认为，癌基因突变激活和抑癌基因突变失活导致细胞周期失控是癌细胞异常增殖的主要原因；而非整倍体假说则认为，通过保留具有促进细胞增殖的染色体而丢失具有抑制细胞增殖的染色体，从而产生特定染色体组合（核型）是癌变的重要原因。此外，还有表型遗传修饰改变假说、肿瘤干细胞假说、对称分裂抑制机制紊乱假说和癌变机理新假说。

四、我国癌症患者每年新发数量是多少，致最多人死亡的癌症是哪种

我国已经发现的癌症有59种。2012年的统计数据显示，我国男女恶性肿瘤发病率居首位的是肺癌，死亡率最高的也是肺癌，过去30年上升465%，这与抽烟和空气污染、生活方式肯定有莫大的关系；其次分别为胃癌、结直肠癌、肝癌和食管癌。在中国，乳腺癌上升幅度名列第二，过去30年上升96%；宫颈癌下降幅度最大，与宫颈癌疫苗的出现和提前筛查有关。

2009年我国癌症新发人数312万人，按照我国大约80%的癌症被发现时已经是中晚期计算，从发现患癌起，80%~90%的人在5年内癌细胞复发。癌症复发目前几乎是很难治愈的，就是说癌症患者一般只能活3个月到5年不等。中国抗癌协会理事长、中国工程院院士郝希山在有关会议上曾介绍，“中国肿瘤患者五年生存率不足25%，京津沪这样的大城市也仅为40%；而美国等发达国家则高达68%”。笔者从国家相关数据推算出我国的癌症发病率为0.24%左右，相当接近发达国家的水平。其中，上海已经超过0.36%，北京0.31%，广州为0.27%，均超过发达国家平均水平。目前，发达国家的癌症发生率是发展中国家的1.7倍。

五、为何“穷癌”好预防却难以治疗

我国专门进行肿瘤流行病学研究的乔友林还发现了“穷癌与富癌”的规律。他发现，肝癌、胃癌、食管癌等“穷癌”好预防难治愈；没有什么独特显著诱因的结直肠癌、乳腺癌、淋巴癌等“富癌”难预防好治愈。虽然“富癌”难以预防，但只要早发现，治疗后一般都能存活较长时间乃至治愈。据了解，欧美、日本、中国香港等发达国家和地区因为癌症筛查管理先进，很少有到癌症晚期才发现的现象出现。例如日本的胃癌早期发现率是50%，而我国仅为5%，筛查普及率差别很大，可喜的是我国开始加大癌症筛查的力度。肝炎、胃炎、宫颈炎等，治愈及时一般很少发展为癌症，穷人要用穷的方法预防“穷癌”。富人的结直肠癌、乳腺癌等因为早期没有什么明显症状，不筛查难以发现。我国“食在广州”的羊城因为其食物味美，人们吃得好、常吃夜宵，结直肠癌患者位居全国第一。因此，富人应多吃蔬菜等“穷菜”，多走“穷路”，不要老坐“富车”。

六、四十岁以下就生癌的，中国究竟有多少

《中国肿瘤登记年报（2012）》提示，中国癌症发病呈现年轻化趋势，其中，全国35~39岁年龄段中，平均发病率是每10万人中有87.07人（笔者推算，全国应该为7.8万人左右，这是一个多么凄凉而又令人震惊的数字）。

根据世界癌症研究基金会的数据，世界癌症研究基金会2011年公布的（实际发生应是2008—2009年，因为统计有滞后性）癌症高发病率国家的排行榜，整体癌症发病率数据（每10万人的发病人数）如下：（注：香港数据单独源于香港资料，2010年香港的癌症高发病率为370.3/10万）

1	2	3	4	5	6	7	8	9	10	11	12
丹麦	爱尔兰	澳大利亚	新西兰	比利时	法国（大城市）	美国	挪威	加拿大	捷克	英国	中国
326.1	317	314.1	309.2	306.8	300.4	300.2	299.1	296.6	295	266.9	230

中国癌症发生率位于八九十位，虽然较低；但从癌症的死亡率来看，我们排在比较前的位置。据报道，广州约有1/3的人有生癌风险，也已经进入“四死一癌症”的时代。香港癌症发病率高达370.3/10万，但死亡率接近180/10万（根据2003年资料显示大约为31%，即接近“三死一癌症”）。2012年公布的中国内地癌症发生率大约为230/10万，但死亡率为180.54/10万，与香

港的180/10万几乎一样。这说明内地与香港癌症的治疗水平和医疗资源差距较大。美国2009年公布的癌症发生率高达451/10万，达到中国的2倍，但其死亡率与中国基本持平，说明美国的癌症早检查做得比较好，也说明“富癌”比“穷癌”更容易医治，医疗资源也更加丰富。

七、人为什么会患癌，而有的人为何又不患癌

人为什么会患癌？而有的人为何又不患癌？难道这里面隐藏着什么科学道理和鲜为人知的秘密？

人为什么会患癌？绝大多数医生认为，导致癌症的主要因素是：不良的生活方式和饮食习惯，环境污染和遗传。

复旦大学附属肿瘤医院院长、上海市抗癌协会秘书长郭小毛教授认为：“癌症的发生是多种因素共同作用的结果，当在前述高危因素（吸烟、不健康不均衡的饮食习惯、其他一些致癌因素如环境污染等）的轮番刺激下，打破了机体防卫平衡机制，‘原癌基因’就会被启动，异常的遗传特性就会产生致癌表型，经过复杂的癌变过程，最终产生肿瘤。”①

“各种致癌物质一旦进入人体，并不是直接或立即使机体形成癌症。大多数情况下机体有能力将致癌物质排出体外或将其吞噬、转化成非致癌物质。有的致癌物质经过机体的代谢变成水溶性的代谢结合物而被排泄掉，有的致癌物质被机体的免疫监视系统发现，从而将其识别、包围，最后被彻底‘歼灭’。如果受损伤的DNA未被完全修复或修复发生错误，DNA

① http://yn.people.com.cn/health/care/n/2012/0131/c228589-16708534-2.html.

就会发生突变，改变遗传特性如发生染色体易位、基因重新排列等。从癌瘤克隆发展成临床上可以察见的癌瘤，需要相当长的时间，短则几年，长则几十年。由于癌的形成需要很长时间，所以癌症患者以老年人居多。”[①]每个人的体质和免疫力不一样，同样的环境、食物，却出现不同的结局，有的人生癌，有的人平安无事。

八、为什么中晚期的癌症这么难治愈

美国佐治亚大学与梅奥诊所研究员桑德拉·亨德勒认为：“癌细胞把糖置于细胞表面，以此欺骗免疫系统，让自己可以在身体内部活动而不被发现。”现在只有宫颈癌开发出对应疫苗，其他癌症仍无相关疫苗，化学药物无法杀死全部癌细胞，而放射性治疗在杀死癌细胞的同时又对正常细胞产生损害——通常的情况是，癌症未治愈，人先被治“残”。化疗和放疗在无法杀灭癌细胞的情况下导致癌细胞转移，癌细胞增殖速度很快，与机体的消化系统、循环系统抢夺营养，让癌患者身体越来越差，最后死亡。我们的癌症预防和治疗工作仍处于世界较低水平，

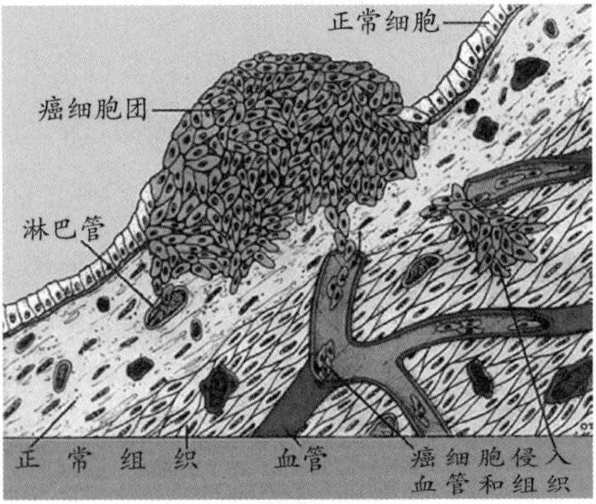

癌细胞转移图

① http: //cancer.39.net/092/25/798635.html.

因此，在筛查和早期发现癌症的技术和知识上要进一步加强。上图是癌细胞转移图。

九、什么是健康的生活方式

世界卫生组织用四句话总结出一种健康的生活方式，即合理膳食、适量运动、戒烟限酒、心理平衡。有研究表明，该健康生活方式能使高血压减少55%、脑卒中减少75%、糖尿病减少50%、癌症减少33%，平均寿命延长10年以上。世界卫生组织提出：1/3的癌症完全可以预防；1/3的癌症可以通过早期发现得到根治；1/3的癌症可以运用现有的医疗措施延长生命、减轻痛苦、改善生命质量。也就是说，癌症基本上是可防可治的。笔者认为，吃、喝、玩、乐、旅、听、唱、睡、浴、穿、走、爱、劳、动、休、拉等均可出健康。

十、癌症是如何发生的

癌症产生的机理目前还不十分明确，其成因存在争论，包含各种假说，例如基因突变假说。但是由于各种假说过于抽象和深奥，广大读者对于它的理解十分有限。为通俗起见，笔者概述为，癌症是由于以下原因造成的。例如血液黏稠造成有毒有害物质沉积在正常细胞表面，造成正常细胞被沉积物粘连，从而导致正常细胞缺乏血液滋润或缺乏氧气补充或代谢不足等引起内环境酸化、细胞受到损害或摧残以后增殖机制失控（无限制地分裂）。通俗地说，也就是细胞的增殖机制产生“神经病”（普通细胞有成熟和死亡的过程，而癌细胞不受到人体细胞基因指令控制而无限制地分裂，一般地说是只生不死）；也可以理解为引起诸如基因突变等假说的基因突变引发的癌变。如果把癌症简单定义为老化病（年纪越大得癌症越多）、富贵病、运动缺乏病、基因病、免疫低下病、压力病、紧张病、挫折病、气度病、贪爱病、生活不规律病（熬夜）、污染病，相信会得到很多人的认同。多元素多原因引起的排酸不足也会导致身体内环境酸化，引起细胞病变或基因突变的综合性疾病（事实上，人体血液呈弱碱性，pH值等于7.35~7.45的人一般是不会得癌症的）。以上原因都有可能引发癌症，但不能说有上面的原因就一定会得癌症，只能说有患癌症的风险。正如，就算参考世界癌症研究基金会的10条建议，例如做到合理膳食、适当运动、限酒戒烟、心理平衡以后，也并不能保证你一定不会得癌症，只是可以降低1/3得癌症的风险。笔者相信，按照本书方法可以大部分地降低患癌的风险，当然，对于因为新陈代谢不足（人体老化病）引起的癌症恐怕谁也无能为力，但是，到了接近死亡年龄的时间才得癌症，与50多岁就得癌是有很大区别的（数据表明，我国肝癌死亡平均年龄是53岁，而美国肝癌死亡平均年龄是70岁，与寿命年龄很接近了；我国乳腺癌平均发现年龄是48岁，比欧美提前10~15年），因为，即将老死（足够的老）得癌症，对谁都觉得没什么可怕，可怕的是60岁、50岁甚至40岁、30岁得癌症！毕竟寿未够会引起很多遗憾。

癌细胞无限增殖的特性，与人体干细胞无限增殖的特性有相似性，与正常普通细胞会死亡却有根本的区别。癌细胞有“只生不死”的特性，哪一天人类利用癌细胞的特性发明“只生不死的身体”那有多好呀！不过，话说回来，根据科学家研究，癌细胞的无限增殖其实也并不是无限的。笔者认为，癌症至少是受到基因、环境、食物、生活方式、工作方式、休息方式、运动方式、娱乐方式、心理发泄方式等因素影响，具体应该防止至少36种因素的影响（括号内容为方便记忆）：

“醉”毒“辐”“忍”（最毒妇人）——关紧睡房——坐怀“补”乱（坐怀不乱）——“哀”饿瘦身（挨饿瘦身）——怒“惑”“肿”烧（怒火中烧）——白开水“炎”（咽）——甜酸苦辣——咸欲“烦”“剩”（咸鱼翻生）——“熏”闷抑“郁”（心闷抑郁）。癌与挨（苦）、爱（欠缺）、碍（精神障碍）、唉（声叹气）、哀（伤）、隘（心理狭隘）其实是一脉相承、密不可分的。基于人体细胞是一个十分强大而又十分脆弱的基因体，提醒大家，别搞坏身体的细胞滋生，以免细胞损伤可能引起基因突变，导致癌细胞滋生。笔者认为要预防癌症就要注意以下36点：

第一计　防醉计

摘要：别醉坏细胞。乙醇被认定是致癌物，所以，不要饮酒过量。

（一）喝二两酒就脸红耳赤的人喝酒更容易生癌吗

酒精饮料尤其是高度白酒，确证能增加口腔癌、食管癌、结直肠癌、绝经前乳腺癌和绝经后乳腺癌、胃癌、肝癌的患病率。

中国的研究表明，大约60%的肝癌是喝酒喝出来的，其他40%是其他因素造成的。

美国的研究表明，在美国长大的中国人的肝癌发病率是美国白人的3倍，而在中国长大的中国人肝癌的发病率又比在美国长大的中国人高3倍（理论上可以说明，我们的环境污染比较严重或乙肝疫苗比例偏低或喝酒更多等等），其中的原因可能是中国人有一半是突变乙醛脱氢酶基因携带者。研究提示：一喝酒（一般为二两）脸就红的中国人多数是突变乙醛脱氢酶基因携带者，并不是说突变乙醛脱氢酶基因携带者喝酒就一定得癌症，但这类人得肝癌的几率比其他人多很多倍。所以这类人应少喝酒。

（二）限酒为何能让癌症降低两成以上风险

在我国，菊花是清肝的重要“茶叶”；夏桑菊是重要的药物；莲藕汤是重要的解酒食物。专家建议，根据体质进行适当护肝，对喝酒人士尤其必要。肝有解毒作用，与肾脏一样，对血液净化有重要意义。事实上，高血压和糖尿病与肝出现问题密切相关，因为，肝解毒功能降低，净化血液能力也就降低，血液中的毒素增多是很多疾病的根源，也是癌症发生的根源之一。从预防心脑血管的角度看，喝酒是应该的，但是喝酒的人往往容易过量，增加肝、胃特别是肾的负担。国际上的推荐量是：啤酒，每天300ml为宜；白酒每天喝不超一两；红酒具有较好的抗氧化作用，每天150ml（约1杯，根据报道葡萄皮是抗氧化最好的物质，因此，吃葡萄不要吐葡萄皮）为宜。世界癌症研究基金会调查欧洲38万人，得出最能降低癌症所造成的死亡风险的两个建议是限制饮酒和多食用以素食物为主的饮食，这样风险分别降低21%和17%。因此，限制酒精饮品能有效地降低患癌风险。一项最新研究发现，乙醛是导致上消化道癌症的最大风险因素。据美国媒体报道："加拿大多伦多成瘾与精神卫生教研中心（CAMH）与德国一家实验室联合进行了这项研究。研究人员说，乙醛广泛地存在人们的生活环境中，人们通过呼吸、吸烟和进食都可以吸入或食入乙醛。在酒精饮料的新陈代谢中，人体也会产生乙醛。研究表明，乙醛是一些癌症，特别是上消化道癌症发展过程中的重要因素，目前已被世界卫生组织列为致癌物质。同时，对于酗酒者来说，他们仅通过饮酒摄入的乙醛就已超过安全限量。他们患癌症的风险为万分之7.6。"①

建议：无论是饮酒防心脑血管病还是饮酒防癌，都要适度，癌症病人饮酒应当在医生的指导下进行。

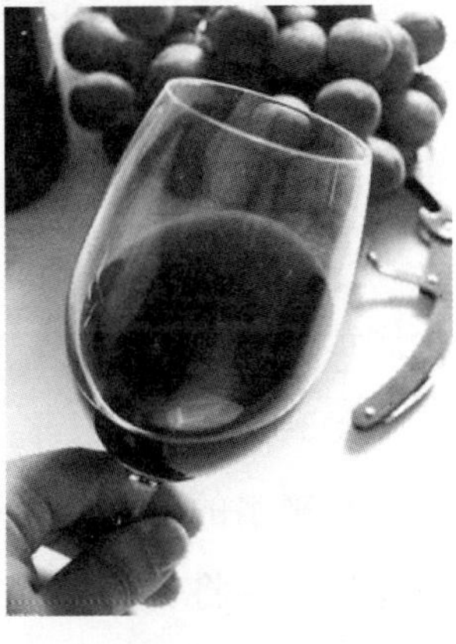

世界癌症研究基金会的研究显示，东亚是世界肝癌发生率最高的地区之一，我国的肝癌发生率高，除了肝炎病毒因素外，喝酒和抽烟是很重要的原因。烟毒过多也会导致肝解毒功能的受损，烟民一般也好酒，这就增加了肝癌的几率。而人们喝酒时一般是"酒肉穿肠过"，摄入肉类的量也会大幅提升，让肉类和蔬菜的比例失衡，喝酒人的肉类摄入量一般比较大。研究资料显示，1992年，我国日人均饮酒量不足3ml，到2002年，我国日人均饮酒量已经超过了25ml，说明酒

① 《酒精如何诱发癌症》，来源：http://www.qqyy.com/jibing/aizheng/100306/23of3.html.

肉的摄入量很多已经超过推荐量和自身的肝解毒力。

建议：（1）应酬的人士别劝酒，让中国式的“酒干倘卖无”的思想断根；（2）喝酒时别抽烟，以免产生烟酒毒害的协同作用；（3）喝酒前后要解酒，例如先来个莲藕汤等；（4）喝酒时别吃太多的肉；（5）喝低度酒，红酒比较好，喝红酒时别吃海鲜；（6）夏天时改喝啤酒，冬天避免高度烈酒。

第二计 防毒计

摘要：别毒坏细胞。空气、水、食物、环境等含“毒”，日常生活要十分注意。

（一）有几十种有毒物质可以致癌

（1）碳毒：不运动，二氧化碳（CO_2）排不好则有“碳毒”（酸毒），会引起体内酸性环境。

（2）尿毒：喝水吃粥少，或常吃油炸高脂肪食品会导致尿少尿黄引发的“尿毒”（酸毒）。

（3）化肥农药毒：蔬菜水果一般会有化肥“农药毒”。由于自来水的氯是超强氧化剂，与蔬菜表面中的农药可以进行氧化反应，将农药析出。因此，建议在洗涤蔬菜时，不要怕麻烦，将蔬菜浸泡15分钟左右再清洗，就当作“泡走癌症”嘛。同时，化肥“农药毒”还包括化肥引起的亚硝酸盐对蔬菜和水质污染引发的毒性。

（4）肉类的胆固醇毒和激素毒：胆固醇数据如下（100克肉类计算），以内脏为例：牛肝297mg；猪腰354mg；猪脑

2 571mg；鸡肝356mg。海产为例：鱿鱼233mg。鸡蛋1只212mg；鸭蛋1只最高619mg。①

“动物内脏都含有很多的胆固醇。每人每日从食物中摄取胆固醇200mg，即可满足身体需要。”②美国曾有报告显示，他们用实验鼠进行的实验表明，“血液中胆固醇水平高，会加快前列腺癌的生长速度”③。

（5）“添加剂、防腐剂毒”：包括塑料瓶中添加的色素毒和添加到食物（例如腊肠和火腿肠）中的防腐剂毒素。塑料瓶中添加的色素毒，在盛装高温的饮用水时，可以渗透出不是十分食品级的色素毒素。因此，购买杯子不要买颜色太鲜艳的，以原始的透明杯和食品级不锈钢杯为最佳。

（6）香烟毒：调查发现，30%的癌瘤和吸烟有关，80%的肺癌或多或少是和吸烟相关的。

（7）油烟毒：科学家已经测量出经常炒菜的妇女或厨师体内含有的与油烟有关的毒性物质要比其他人高得多。相对于香烟这个有形的烟，油烟是无形的“烟”，炒菜用的油在高温之下，会产生多环芳香烃致癌物。笔者做过实验，戴着眼镜炒菜时，发现在眼镜上积累了很多微小的油滴，说明鼻子吸进不少油烟，这是女性得肺癌的不为人知的原因之一。冒烟的油几乎无区别于“地沟油”以及炒菜时锅没有抹干净导致剩物剩油引发油温过高所引起的油烟。

---

① http：//wenwen.soso.com/z/q376800059.htm.

② http：//www.120ask.com/neike/26/26299735.htm.

③ http：//baike.baidu.com/view/1161106.htm.

（8）“光化学烟雾毒”和汽车尾气等造成的空气污染毒：西弗吉尼亚摩根敦前国立职业安全与卫生研究所Michael D. Attfield博士和国家癌症研究所理学博士Debra T. Silverman及其同事对八个地下非金属采矿设施的12 315位工人实施了一项队列研究，这项研究也被称作“内燃机车尾气在矿工中的影响研究”。研究人员发现长期从事地下作业的矿工碳元素吸入量（REC）的增加与肺癌发病几率的增加之间具有显著的统计学差别。同时也有一些证据表明地面作业工人长期暴露于高水平REC环境下其罹患肺癌的风险也会增加。而暴露于其他工作场所的气体，比如二氧化硅、石棉、非内燃机车气体排放相关的多环芳烃、吸入粉尘和氡气则很少或无这种影响效应。①

（9）蚊香（烟）毒：大多数蚊香的有效成分是除虫菊脂杀虫剂，且含有多环芳香烃可能致癌物质和其他有毒物质。虽然多数合格的蚊香毒素低，但对于空气污染严重的城市特别是大城市的居民的肺部而言，无疑是雪上加霜。就是说，使用蚊帐比蚊香的致癌风险要小，建议用蚊帐而不是用蚊香。

（10）燃气燃烧产生的“燃气毒”：烹饪时因燃气燃烧后产生的致癌物苯并芘。一般地，人们只在炒菜时开吸油烟机，而在烧开水、煮饭时不开。我们应该消除燃气特别是石油液化气污染产生的多种强致癌物质，建议在开吸油烟机的同时用换气扇排走污染空气。

（11）酒毒：酒醉三分醒，但是很多人不知道，烈酒或酒

① Heavy diesel exhaust(DE) exposure in humans may increase the risk of dying from lung cancer. *The Journal of the National Cancer Institute*, 2012(3).

过量却有三分毒。酒除导致肝癌外，还可导致口腔癌等。

（12）药毒：这是指我们常常讲的“凡药三分毒”的医疗“药毒”。长期吃某些药物可引发癌症。以下是一组可能致癌的药物：

①解热镇痛药，如非那西丁、氨基比林、复方阿司匹林、氨非咖片、去痛片等，如果长期服用，可引起膀胱癌。

②抗肿瘤药，硫唑嘌呤可诱发淋巴癌、白血病、宫颈癌、唇鳞状上皮癌等；环磷酰胺可诱发膀胱癌、淋巴瘤和急性白血病；长期使用氨甲喋呤治疗牛皮癣，可诱发肾癌和乳腺癌。

③如安乃近与亚硝酸盐反应可生成亚硝酸，后者有致癌性；保太松，能抑制骨髓造血功能，可能造成白血病。

④睾丸素类药，长期大量使用甲基睾丸酮等治疗再生障碍性贫血等疾病时，易引起肝细胞癌。

⑤氯霉素，包括氯霉素片剂、针剂和氯霉素眼药水，长期使用可导致白细胞减少、再生障碍性贫血和急性白血病。

⑥利血平，长期服用利血平的妇女，尤其是绝经后的妇女，易患乳腺癌。

⑦其他像氯仿、砷化合物、煤焦油软膏等药物都具有不同程度的致癌作用。

对上述有致癌作用的药物，如必须长期大剂量使用，要定期到医院做相关检查。[①]此外，经过动物实验也发现有50种植物（例如广金钱草可致鼻咽癌）长期食用具有致癌风险。

---

① http://www.xywy.com/yp/yyzn/blfy/200811/10-332418.html.

（13）医疗“垃圾毒”：医疗的垃圾（例如吊液和针筒的塑料）因为管理不严导致污染环境和以次充好（坏塑料变成桶装水桶）等引发的毒性。

（14）污染的“空气毒”（PM2.5、PM10等）：被污染的空气进入肺泡，可能引发肺癌。

（15）水毒（添加氯气或漂白粉）：可引起膀胱癌、直肠癌和乳腺癌、新生儿缺陷等。

（16）声毒（噪音）：居住在马路边的居民长期因汽车的噪音影响睡眠质量，从而造成身体损害，也有可能引发癌症。

（17）社交毒（人们紧张工作的压力毒）：可导致心里不舒畅引发的精神障碍。

（18）吃野生动物诱发的“生物病毒”：例如猴子的食用可能导致艾滋病的传播等。

（19）锅残余毒：炒菜锅洗后没有用布擦干净所造成的“余毒”。你可以试着烧火后用布擦锅看其是否有黑点，如果有，说明你经常会吃到锅残余毒。

（20）花生、大米、玉米、面粉等因潮湿引起的黄曲霉素的“霉毒”：建议潮湿地区的家庭洗米时多洗三两次，或尽量购买新鲜的大米、玉米、面粉等。购买前需查看有没有霉变。

（21）社会黄色买卖产生的“梅毒”、“艾滋病病毒”，更有甚者吸食“冰毒”。

（22）笑脸都要强做（人际关系的“人”毒），可导致心理疾病和精神障碍。

（23）夫妻关系紧张、不和谐等造成的“婚外毒”，可导致心理障碍。

（24）家电的“电磁毒”、电脑的“辐射毒”、复印机和打印机产生的毒素，都可能引发癌症。

（25）化妆品、染发剂毒与洗涤品毒：包括市售的化妆品、沐浴乳和洗发水，它们有不少含有较多的化学成分，味道难闻。洗碗最好用不粘油的纤维布洗涤，可以不用洗洁精。还有“牙膏毒”，就是牙膏中含有的化学物质或美白的摩擦微小颗粒，如果口腔用水清洁不彻底，则有残留。

（26）厕所的“除味剂毒”：香味都是化学合成物，长期吸收很可能诱发肺癌等。如想祛除异味，建议经常开窗或打开排气扇，上完厕所后不要马上关门。荧光增白剂毒，如颜色很白的卫生纸很可能加了荧光增白剂或滑石粉。

（27）空气污染造成脸部被污染颗粒覆盖、毛孔被堵塞，引起毛细血管的堵塞，可引发疾病甚至癌症。

（28）很多家庭、单位的空调过滤罩没及时清洁出现的“细菌毒”和“漂浮物毒”，可引起肺炎等疾病，再进一步可发展为肺癌。

（29）装修材料的“有机污染毒”和大理石、釉瓷砖的“核辐射毒”：有条件的家庭最好不采用瓷砖和石材装修，改用木或竹地板更安全。另外，还有墙壁的“氡辐射毒”，例如墙壁装修时散发出来的气味很呛鼻，明显超标，可能引发癌症。

（30）人口爆炸产生的人口密集“缺氧毒”：人们在地铁车站等人群密集场所，会有透不过气的感觉。

（31）社会不当和违法竞争产生的“阴谋毒”：这会对生理和心理造成双重毒害，让身心俱损。长期吃进、吸进或“射”进上述毒素引起的蓄积，有可能引起细胞的基因突变，引发癌症。

（32）憋大小便产生的“大小便毒”（特别是“大便毒”）：憋大便会使最毒的毒素继续留在体内，毒素被重新吸收。根据研究，长期憋大小便的人群是癌症高危人群。据说，百岁寿星宋美龄是灌肠洗肠的实践者，排出体内毒素看来也是长寿的重要原因之一。事实上，小便量大而色浅黄者、大便粗而长者，排毒功能好，生癌的几率自然也低。

（33）纸杯毒或塑料杯毒：它们有可能致癌，这是因为纸杯在制作过程中会在内壁涂一层聚乙烯隔水膜，如一些不良厂家在生产纸杯或塑料杯中使用再生聚乙烯，会渗出毒素。如果添加荧光漂白剂，对于人体也是有害的。

（34）“过于纯净毒”：据报道，苏联科学家做过试验，证明只吃有机的食物反而不好，理由是人类几十万年习惯生活在有一定轻微污染的环境中。同样，纯净水或蒸馏水也可能会因为过于纯净引起适应了几千年轻微污染环境和体内正常微环境的人体细胞的抵抗，但会不会引起细胞变异，目前未有定论。而缺乏微量元素的人，特别是食物不均衡的人群，建议不要长时期饮用纯净水或蒸馏水。另外，动物实验表明，纯净水可导致动物动脉硬化（注：蒸馏水的纯净度与纯净水接近，估计结果一样）。

（35）消毒剂毒：有很多人为了健康进行衣服消毒，衣服加入消毒剂洗涤后多少会对皮肤产生微量的影响。事实上，自来水为源水管道水（而不是楼顶水池水），对一般衣服具有正常杀菌的能力。如果觉得自来水的杀菌能力不足，可以用微波炉对内裤或袜子杀菌，这总比消毒水要好。

（36）衣柜臭丸“萘”毒：市场很多所谓的樟脑丸，其实是臭丸。臭丸（即卫生球），是由一种叫萘的化合物制成，长期接触有致癌的风险。樟脑是酮类，分子式为$C_{10}H_{16}O$，无毒且对人体和衣服没有任何消极影响，所以使用樟脑是安全的，但价格较贵。

（37）重金属毒：这种毒存在于食物如大米、水、海产品和易拉罐等中。2013年5月，广州发现来自湖南和江西的大米及米制品“镉”超标。

（38）牙膏毒：有的牙膏含有氯等毒性物质，有的美白牙膏采用摩擦式的材料例如微小硅粒子，如果漱口时间太短，这些东西会有部分残留于口腔且吞进肚里，产生危害。

建议：尽量让身体（包括呼吸系统）减少各种有毒化学物质的摄入量，以免影响人体细胞的生化反应，导致基因突变而生癌。

（二）住在广东，如何预防高发的鼻咽癌；“口水多过茶”的人可能更少生癌吗

在食物方面，要注意黄曲霉素。广东是全球鼻咽癌发生率最高的地区，估计与空气潮湿导致食物霉变有关，也与大米和食物重金属镉含量高有关。据悉黄曲霉素最快在2周内让细胞产生癌变。因此购买花生油时最好选择一些五脱（5S）产品，特别是脱除致癌物黄曲霉素的高质量食用油。理论上北方干燥地区的大米、玉米、面粉、花生和花生油更少霉变，买那里的产品更安全。

我国肝癌、鼻咽癌高发区——广东和福建省的居民该“学会吃饭”，那就是慢慢吃，因为狼吞虎咽也可能生癌。根据美国乔治亚大学医学院专家的研究，致癌作用很强的黄曲毒素和3.4–苯、亚硝酸盐与唾液接触30s后就会消失，专家建议“每口饭最好咀嚼30次”。喝水多的人可能造成更多唾液的分泌，理论上可以咀嚼更多次，有助于防癌。就是说“口水多过茶”的人可能更少生癌，因为他们在吃饭时可以分泌更多的唾液，只要慢慢吃，他们的防癌能力就高。广东和福建等省的居民因为天气等原因，平时要多喝水、喝好水；同时，在饭前适当喝点水或汤润胃，可增加唾液的分泌，相信这有助于防癌。事实上，古今中外的养生学者把唾液也誉为“天然抗癌剂”，看来吃饭多咀嚼是养生的好方法。

（三）食物添加剂致癌吗

我们要少吃含有色素、防腐剂、增白剂、增稠剂甚至味精等食物添加剂的食物，因为食物添加剂的致癌风险占癌症的1%。

（四）抽时间去空气好的地方旅游可以治疗癌症吗

面对空气污染问题，我们与其购买空气净化器、空调，不如去空气好的地方居住；没有条件的，在适当时候也要逃离一下污染的空气，到山清水秀的地方旅游几天或居住一段时间。这可能有助于逆转可能已经发生在你体内的癌变过程（即极端轻微的癌症病重新转为无癌症病）。根据“癌症原因的表型遗传修饰改变假说的早期研究人员发现化学诱癌实验产生的肿瘤，如果停止使用致癌剂或促癌剂，相当一部分肿瘤会通过重新分化而自发消失”的原理，长期居住在空气污染严重的人群可以到空气好、食物新鲜、水质甜美的地方或一些无癌地区（例如广西的巴马）或无癌国（斐济）休假一段时间，可能会使癌变逆转。

（五）自来水有致癌风险吗；洗热水澡时开抽风扇可以防癌吗

面对水污染问题，我们在家里最好安装净化器，去除水中的有机污染毒物、重金属和氯气残留毒物（三卤甲烷）。没有安装净水机的家庭，最好将自来水烧开5~10分钟，基本可去除氯气致癌风险物（三卤甲烷），但是氯气残留毒物（卤乙酸，也是致癌污染物）利用这种方法是不能去除的，因为它的沸点高于100摄氏度。如果我们用热水器洗澡时没有开抽风扇的话，温度升高以后的自来水中的氯气会变成国际公认的致癌风险物三卤甲烷，并通过鼻腔和皮肤吸进身体（当然，对身体的毒害风险没有喝进去那么高）。建议有条件的家庭可以安装饮用过滤器和沐浴除氯过滤器。

（六）年纪大了戒烟反而会容易生癌吗

面对烟草问题，我们应减少抽烟或戒烟。可能有些人会误传“某人戒烟了反而很快发生癌症”的观点，这是因为他们不明白癌症的发生是需要长时间的，从几个月到几十年不等，一般为10~20年。事实上，任何时候戒烟都不晚，都有助于癌变的延缓。当然，如果到了接近寿命的年龄（例如七八十岁），也可以不改变自己的习惯，毕竟爱好了几十年，戒烟是会产生心理影响的。“戒烟了反而生癌”是没有依据的，因为癌症早已经发生。

（七）臭男人和臭女人更容易生癌吗；长期因赶时间吃饼干、面包等干食作早餐容易生癌吗

关于大小便问题：我们形容某人很忙，常说他“屎尿都没空拉”，我们反过来也可以说，他们是癌症的高危人群，因为，憋大小便，尤其是大便，容易将毒素重新吸收到体内。我们不要做“臭”男人和“臭”女人，因为两者可能会成为癌症病人。另外，如果因为赶时间，早餐长期仅仅吃饼干面包等干食，会导致营养不良；如果前者与因赶时间没空大便排毒结合一起发生，会导致毒上加毒，大大降低抵抗癌症的免疫力，更容易引发癌症。

建议：早上赶时间出门的，要自动调节好大便时间，不要因为赶时间憋大便，忙起来又忘记了排毒，成为名副其实的“臭”男人、“臭”女人，以免“便毒”引发癌症。早餐不要吃干食，要多吃与水有关的滋润性食物，如汤粉、面或粥、蒸包、馒头等，含有蔬菜则更好。早上晨起时，最好先喝200毫升的健康水加快排大便、排毒。

（八）精神开朗的人更少生癌症吗

关于心毒的问题：调整和减少心毒致癌。情绪不好的人会分泌毒素，遇到挫折或受到精神打击时，不良情绪要及时得到合理宣泄和释放，以免抗癌的免疫力不足。精神开朗是癌症的免疫因子。

第三计　防辐射计

——石材装修生癌风险有多大

摘要：别辐射坏细胞。装修材料辐射等同于放了“核弹”在家；医院核辐射要慎重；别在太阳底下暴晒；使用电脑和手机时间要控制。

装修材料辐射等同于放了“核弹”在家，最容易致癌的风险因素就是核放射线辐射，建筑材料因装修所产生的氡等均为核放射线辐射。装修材料辐射会引发白血病，有人估计，全国因装修污染导致死亡的超过11万人。石材和釉面砖也有核放射线辐射的风险，所以使用取得合格检测的产品最安心。正常情况下，可从石材的颜色来判断其放射性强弱。（笔者了解到，颜色越鲜艳，放射性越高，例如中国红、澳洲红石材）其放射性从高到低依次为红色、绿色、肉红色、灰白色、白色和黑色。不过也有不符合以上颜色定律的特殊情况，如“杜鹃绿”就是放射性物质含量最高的石材产品。路透社华盛顿2005年6月30日曾经报道：“美国国家研究委员会（NRC）的一个专家组在2005年6月29日的一份报告中称，任何辐射源，包括大部分医疗X射线对人体的照射都有可能导致癌症，但致癌风险不大。无害剂量与致病剂量之间没有明显的界线。”[①]因此，正常的医院辐射检测是必要的，不能因害怕辐射而不进行身体的正常医疗检查，可以选择一些低辐射的检查手段。

---

① 任浩松. 任何辐射都可能导致癌症. 国外核新闻，2005（7）.

建议：装修石材一定要有辐射检测合格证明，或可以选择现场检测；家电辐射，多是电磁辐射，其危险性要比核放射线辐射低得多，一般的微波炉、电磁炉、电脑达到国家标准的，可放心使用，如果你担心电磁炉辐射泄露，建议微波炉运行时远离它，这是最安全的。深夜最好别上网，通宵上网危害更大，尤其不要吃着饭仍然盯着电脑。我们要严格控制使用电脑的时间，定期换空气解决电子室内污染，千万不要关上窗或开着空调长时间看电视、电脑。

第四计　防忍计

——常常强忍怒火的女性更易患乳腺癌吗

摘要：别忍坏细胞。紧张、压力大、焦虑和炎症要零容忍，要早治疗防癌变。

因性格特点或心理脆弱，采取忍受和忍气吞声态度的人往往精神压抑，容易产生焦虑、烦闷，又不善于宣泄的负面情绪，这类人是癌症的危险人群。医生临床研究发现，常常强忍怒火的女性更易患乳腺癌。“发脾气比生闷气更健康。在大多数人看来，发脾气是有伤大雅的事情。但当人感到气愤而想发脾气时，如果能够及时宣泄，会对自己的身体有利。那些不愿意宣泄自己情绪或喜欢抑制愤怒的人容易缩短自己的寿命；那些长寿的研究对象基本上都属于‘有脾气则发’的类型。”①

① 发脾气比生闷气更健康，幸福（情爱），2008（3）.

对于如妇科的阴道炎、宫颈炎、盆腔炎、附件炎或肾炎、胃炎、肝炎、肺炎、结核病、前列腺炎等各种炎症一定要彻底医治，也要零容忍，以免此类慢性病病变成癌症。炎症特别是慢性炎症已经是造成癌症发生的最大原因之一。

Cancer，中文意思是癌症，同时表示C型性格容易得癌症。因为C型性格的人，往往对人生、对事业、对人际沟通过分焦虑，不善于与人交往，对不幸之事内心体验深刻，过分忍耐，因而长期处于压抑状态，乃至不敢正视矛盾，抑郁寡欢。这难免使免疫功能下降，因而导致各种代谢机能发生障碍，诱发各种癌变。

建议：别什么都忍，要适当发泄，人才健康。

第五计　防关闭压力计

——压力大容易生癌吗

摘要：别关坏细胞。现代社会，竞争激烈，人们无论在工作、学习或生活方面都感到不少压力，我们要懂得宣泄，减少压力，别关紧压力的阀门，导致细胞憋坏。

虽然有的研究说压力不会增加癌症发病率，但是，许多医学家、心理学家和中医并不这么认为。特别是城市生活和工作节奏快，导致很多人精神紧张甚至焦虑，神经得不到有效放松，细胞长期处于压抑状态，从而导致血管经常处于收缩或应急状态，诱发心脑血管疾病甚至癌症。因此要缓解压力抵御癌症。学者王有国认为："近年来，一系列的研究证实，消极事件会引起人的负面心理应激，这种应激会使机体的免疫力受到抑制。”他引用美国的一项研究结论：“如果把丧偶、失业等事件对免疫力的摧残定为100分，一个人一年累计遭遇300分的打击，那么，这个人患病的可能性为100%。”“人们遭遇打击6周以后，血样显示免疫细胞的反应性明显下降。”①

建议：运动、旅游、吃喝玩乐、音乐、购物等均可减压。

第六计　防紧身计

——文胸和领带过紧过久容易生癌吗

摘要：别紧坏细胞。现代社会，竞争激烈，人们为了身材和外观美丽，男人打领带，女性穿长袜，这些都是勒紧身体的行为，会对血液循环系统造成损害，细胞得不到充分的滋养，诱发疾病。

在西方，常勒紧领带的男性多患颈脑部、眼部的癌症；勒紧文胸和乳房得不到爱抚的女性多患乳腺癌，腿部患病的几率也多。此外，过早佩戴文胸和穿戴文胸时间过久的女性也容易得乳腺癌。

《战胜癌症》里写道：“牛仔裤影响呼吸。为什么会这样？很多人觉得腹式呼吸很难，这种呼吸方式他们觉得不自然，很难受。原因可能有以下几点：衣服过紧，限制了呼吸。我们穿的衣服过紧，比如窄脚裤、连裤袜、束腰带、皮带、紧身裤等都会引起名牌牛仔裤综合征。19世纪，上层社会的女士

① 龙源期刊网，2013-06-03.

以虚弱、容易昏厥而闻名，这可能就是因为她们穿了过紧的束腹衣，造成呼吸困难所致。因为她们采用胸式呼吸，常常稍微运动一下就会头晕。所以我们推测，她们不是因为紧张而昏倒，而是得了维多利亚时代的名牌束腹综合征。……当然，长期紧张会妨碍身体的自然活动。它让血液不能正常循环，淋巴流动不够，所以会妨碍疾病的治疗。”①

一般来说，丰胸内衣是通过追求聚拢，达到丰胸“挺好”效果，这样会影响乳房及其周围的血液循环，有可能导致乳腺增生、肿胀等问题。据专家介绍，判断文胸是否适合，以乳房与文胸之间的距离为依据，能容纳1~2个手指为佳。

建议：领带要宽松，或重新设计宽松的衬衫；女性文胸不要勒太紧，不要怕乳房下垂，回家后和睡觉时要解开。有的女性为了体形美，穿紧身衣服塑身，会对血流速度造成不良影响。衣服和袜要宽松，心情放松，癌症少来。

第七计　防睡眠不足计

——睡眠不足容易引发癌症吗

摘要：别睡坏细胞。睡眠过度和睡眠不足均会对细胞造成损害。

充足睡眠、充足蔬菜水果和充足的水（充足而不是过量）具有同样重要的作用。很多人不了解，睡眠不足反而会长胖，

① ［美］罗伯特·戈特，埃里克·佩珀. 战胜癌症. 南宁：广西科学技术出版社，2012.6.

你想想刚生小孩的妇女因婴儿哭闹晚上会被吵醒，影响了生长素和褪黑素的分泌，反而容易长胖。科学家认为，人在睡眠时，体内会释放出一种名为“瘦体素”的化学物质，该物质能控制体内脂肪蓄积量，因此，睡不好，容易长胖。

美国国家癌症研究所的研究人员对几千名女性进行调查研究，结果发现，每晚睡眠时间少于7小时的女性与同样锻炼身体但睡眠充足的女性相比，其患癌的几率要高出47%。[①]

建议：自然醒是最健康的睡眠方式，现代人因为工作整天借助闹钟闹醒自己的细胞，这样细胞会受到损害。睡眠不足特别是失眠容易降低免疫力，免疫力不足是癌症发生的重要原因。若晚上睡不足，有条件的人中午可以补充睡眠时间。

第八计　防房事计

——房事过多容易引发癌症吗

摘要：别房坏细胞。房事要适度，过则减寿甚至患癌症，太少则伤害肾力。

青年到了适婚年龄，男大当婚，女大当嫁。由于现代西方性观念的传入，社会追求性享乐越来越盛行，不少人纵欲过度，出现阳痿或肾虚。古代皇帝寿命短（平均寿命为42岁）与纵欲过度有很大关系。中医认为，肾主水，尤其重要；肾阳虚的人因为抵抗力差，是比较容易得癌症的人群。无论男女（肾

① 求医问药，2009(4).

阴虚或肾阳虚）都要懂得补肾之道。房事是否过度以第二天是否疲劳为判断标准。最新的医学研究表明，“性生活过频将明显提高前列腺癌及乳腺癌等多种疾病的发病率。男性易患前列腺癌。若性生活初始年龄不满24岁，婚龄在40年以上，最初射精年龄在15岁以下，平均每个月的性交次数超过12次，那么进入40 ~ 50岁后极易患前列腺癌。”[①]但是，如果成年人性发泄次数过少，或者发泄缺乏渠道和方法，也可能会导致前列腺癌。有专家认为，如果没有性的发泄渠道，自慰不失为一个方法。

建议：了解自己的体质。过多或过少的房事均损害健康，肾阳虚（表现为夜尿多，治疗肾阳虚有金匮肾气丸等名方）和肾阴虚（老容易上火，吃降火汤或降火药无效，治疗肾阴虚有六味地黄丸等名方）的人都要合理治疗，十个男人九个肾虚（女人也有很多肾虚的），因此，要适时就医。

第九计　防坐久计

——坐久了容易生癌吗

摘要：别坐坏细胞。久坐体必虚，要适当活动，到外面呼吸新鲜空气和做一些伸展运动，将肌肉内的酸性物质挤压出来进入毛细血管流动并排出体内。

人体长时间坐着工作，特别是从事财务工作和在办公室女性，具有较真的职业特性，加上高蛋白质高脂肪食物、煎炸

① 科学大观园，2011(7).

油等不健康食物的摄入，并且为了美貌，盲目进补含激素的补品，导致越来越多的职场女性患上乳腺癌。面向电脑久坐，快节奏的工作，加上浑浊的空气，人的精神状态会变差，长久可能会引发生理机能的降低，令癌症发生率日益增高。只要人们能在久坐之中花上几分钟做些轻度的运动，他们患癌的概率即可降低。澳大利亚贝克IDI心脏病与糖尿病研究所的Neville Owen博士认为，“美国的成年人平均每天静坐15.5小时，期间阶段性1~2分钟的休息可以减少体内与患癌有关的分子含量”。加拿大的流行病学家Christine Friedenreic表示，“在美国，每年有4.9万起乳腺癌病例和4.3万起结肠癌病例与久坐不动有关联，而乳腺癌和结肠癌似乎是与运动关系最密切的两种癌症”[①]。研究显示，“久坐不动与每年约10万例癌症病例有关”。美国癌症研究年会中发表的研究发现，“久坐也是癌症风险因子，坐得越久风险越高”。澳大利亚贝克IDI心脏暨糖尿病研究中心的Neville Owen博士表示，“一直以来，规律运动被认为与降低某些癌症风险有关”[②]。

医学研究发现，胃癌、结肠癌、前列腺癌患者大部分平时有吃得太饱和久坐不动的习惯。职业司机因久坐多患前列腺炎是最好的例证。

建议：（1）上班定时做伸展运动，下班要多走路。（2）多听音乐，放松紧张状态。

---

① http://it.people.com.cn/h/2011/1109/c227888-3256842598.html.

② 久坐会有癌风险吗. 基础医学与临床，2012(5).

第十计　防怀恨计

——常常怀恨在心的人和贪官容易生癌吗

摘要：别怀坏细胞。别怀恨在心，要放得开。

要豁达大度，不将小恨牢记于心，甚至要有以德报怨的精神，别压抑自己。情绪得不到缓解和释放，很容易产生疾病，使身体酸化，让癌细胞有机可乘，有心理不适疾病的人更容易患癌。外逃的贪官经常怀着被逮捕的心理压力，往往落得人不长寿。就是说，人不要怀着不佳的情绪，应该让生活开朗化，心情开朗是癌症的有效防护剂。

第十一计　防补计

摘要：别补坏细胞。不要盲目进补，男性盲目补肾可能更伤肾，女性不要盲目食用蛋白粉、蜂胶、雪蛤炖木瓜等一些对卵巢发育和丰胸有帮助的含雌性激素较高的食物。

（一）补肾隆胸生癌吗

雌激素过度可能导致乳腺疾病或乳腺癌。男性特别是白领们，为增强肾功能而购买的“功能药”或“食物”，如选购不正规企业所产的含激素类食物或药物，长期服用则会导致内分泌紊乱，易发生睾丸癌、男性乳腺癌和前列腺癌等疾病。男人包养情妇，精力不济，如果乱补肾，恐怕以后也会有生癌风险。

按中医的说法，肝气郁结、痰血瘀阻、寒凝肝脉、肾阳不足等更容易发生癌症，所以进补要科学、合理。有时候，

“疏”也是一种补的方法。不疏通疏泄而盲目进补是不好的，中医就有“虚不受补”的说法。目前医学已证实，女性体内激素分泌一旦失衡，特别是雌激素分泌过多时，乳腺导管上皮细胞就会在雌激素的刺激下产生癌变的风险。尽管有研究说避孕药不会引发癌症，但是美国学者还是建议，乳腺癌治愈后三年内不要吃避孕药以免复发。

建议：进补要根据体质进行，防止副作用。太补也会引起体内功能紊乱，因此，要防止过补引发癌症。王一凡认为：“雌激素带给女性活力，改善绝经后的生活质量，但又可能导致癌症。”[①]

（二）预防乳腺癌有什么好的建议

（1）适当年龄结婚并生育，生了小孩要母乳喂养。

（2）不要盲目多吃甜食，因为多吃糖有产生乳腺癌的风险；要多吃通乳腺的木瓜等。

（3）减少压力且不要常常强忍怒火。因为常常强忍怒火也容易导致乳腺癌。

（4）少吃烧烤煮焦食物。

（5）少吃高脂肪、高热量、高动物蛋白的食物，饮食多元化、清淡化。

（6）适当运动，平时戴文胸不要过紧、过久。

（7）不熬夜。

（8）不要酗酒，少摄入高脂肪、高热量、高动物蛋白，因为体重增加、超体重的妇女乳腺癌发病率也是比较高的。

---

① 王一凡. 补充雌激素：有益还是有害. 饮食科学，2002（3）.

（9）不吸烟或戒烟。根据美国研究资料显示，在20岁之前开始吸烟的妇女和吸烟量较大或烟龄较长的妇女均具有较高的乳腺癌发病的危险。

（10）适当多吃一些核桃、海带、大豆食品、猕猴桃、芒果、山楂、红皮果蔬、柑橘，特别是大豆、豆浆或富含大豆成分的酱油。

（11）适当多吃一些十字花科植物，包括白菜类、甘蓝类、芥菜类、萝卜类、水生蔬菜类（莲藕、菱、莼菜、茭白、水芹、慈姑、荸荠等）。

（12）尽量到环境好的地方居住，防止摄入污染了的空气。

（13）尽量少上夜班或避免上夜班，因褪黑色素分泌不足也容易引发乳腺癌。

（14）尽量少辞职，因为有研究表明，辞职多的人有患乳腺癌的风险。

（15）多吃橄榄油或含维生素B的食物。根据动物实验显示，单独食用橄榄油可防止乳腺癌。

（16）经常进食葱蒜类食品和含维生素D或钙的天然食物，适当晒太阳。研究显示这样能降低患乳腺癌一半的危险。

（17）避免肥胖，因为脂肪细胞能释放雌激素，增加女性肥胖者患乳腺癌的风险。

（18）性爱生活中花样别太过火。减少采用避孕药、避孕套的方法避孕，多采用宫颈帽方式避孕。

（19）强化摄入富含叶酸的早餐谷物和全麦粉制品。叶酸含有预防结肠癌、直肠癌和乳腺癌的B族维生素。

（20）少喝或尽量少摄入含余氯或漂白粉的水。丹麦有研究指出，喝含氯自来水与乳腺癌有关，建议饮食上使用天然的矿泉水或净化过的保留营养的自来水，特别是弱碱性水分子团健康水。

第十二计　防乱计

（一）上夜班多了容易生癌吗

摘要：别乱坏细胞。乱了生物钟，癌症敲警钟；乱情乱性容易乱“爱”。

乱钟：人类生物钟已经形成昼伏日作的习性，乱了生物钟等于乱了细胞新陈代谢的习惯，会乱坏细胞。研究显示：生物钟乱了容易引起免疫力的下降，因此，要有作息规律，尽量不要做三班倒的工作，因为人们在黑夜里可以分泌更多的褪黑色素，这对调节人体健康是有重要作用的。如果实在没有办法，要保证有充足的睡眠。

据悉，法国里昂的一个国际癌症研究机构已把通宵夜班列为“可能致癌因素”，不无道理。根据相关调查显示，通宵上班的女性和男性的乳腺癌和前列腺癌的发病率通常高于日常上班人群。因此，除了夜班人群，那些经常昼夜颠倒的人群，如长途旅行者、失眠者，面临同样的风险。笔者建议，需上夜班的人要买防透光的窗帘，在黑暗里身体会分泌抑制癌症的褪黑色素。

一些护士健康研究的系列数据也提示，值夜班与女性乳腺癌和结直肠癌风险增加显著相关。《欧洲癌症》认为，经常晚睡、熬夜、生活不规律的女性，患肿瘤病变的几率是正常作息女性的1.5倍。

（二）乱搞两性关系容易生癌吗；妓女更容易生宫颈癌吗

乱性：对于乱性者、婚外恋者、偷情者要保护好自己，因为现代社会日益开放，艾滋病在全球蔓延，因此，乱性和“同志”感染艾滋病病毒的机会加大，会导致由艾滋病病毒引发的相关癌症。除此之外，如果男性拥有多个性伴侣，因为不知道女方是否携带人类乳头瘤病毒（HPV）而采用口交方式，往往会导致男性得口腔癌。根据专家介绍，美国公布资料称，在35 000个患口腔癌的人中，有接近40%是因为感染人类乳头瘤病毒引起的。

研究显示，做爱次数的增加不会增加得子宫癌的机会，但与许多男性发生性关系的女人较容易得子宫癌，这在科学上已成定论。妓女滥交，得子宫癌的几率也很高，如果做妓女后盈利不足最后又导致患上宫颈癌，花费巨大，真有点民间所说的“卖淫不够补裤”的味道。科学家发现妓女得乳腺癌的几率比一般人要低，有人认为这与精液中可能有特殊的化学成分被妇女吸收有关。进一步研究发现，采用避孕套或体外射精的方法，妻子得乳腺癌的机会比采取其他方法避孕的妇女高4.5~5倍。按照这个推理，理论上是否存在性爱多而不防护的女性少患乳腺癌的风险？但她们的丈夫一旦肾虚也会增加患癌的风险。美国有专家认为，采用宫颈帽避孕的妇女，其乳腺癌的危险不会增加；男性有包皮垢而不清除的，女子患子宫癌的几率增加。

有医生表示，现在的年轻人，玩的花样越来越多，导致患乳腺癌的机会增加；另外，夫妻间因为先口交以后没有清洁就进行体交的，会增加细菌感染和各种妇科疾病的发生率；妇科炎症治愈不彻底，会增加引发子宫癌的风险。

建议：要适应昼夜时间和季节变化，早睡早起。如果因为工作需要，必须晚睡，休息要变得有规律；同时，尽量减少夜班的工作。多想想对方的难处，促进夫妻关系，洁身自好。

第十三计　防哀计

——为什么哀伤情绪多的人容易患癌

摘要：别哀坏细胞。无论是金钱的损失还是人本身的损失（如生病或死亡），要想得开、放得开。有生就有死，死亡和出生一样是正常的事情，人来自自然，最后也会回归自然。

癌与哀的拼音是相同的，癌其实就是一种“哀”症。研究表明，不少癌症患者患癌前都经历过哀伤或挫折或忧郁的心理阶段。同时，可以肯定地说，在中国，很多肿瘤患者不是死于癌症这个生物学危害因素，而是死于心理因素，死于癌症引起的恐怖，或者癌症引起的悲哀。我们说“哀莫大于心死”，这是千真万确的。事实上，感到绝望的心理也是引发癌症的一种重要诱因。《黄帝内经》说：“悲则气消”，老年人因爱人去世导致哀伤从而很快也相继患癌离去的事例是非常多的，因此，要戒悲，化悲痛为想得开，走向乐观。研究者在食道癌的研究中发现：“能进一步促使那些出现在食管部位的上皮组织增生组织转化为癌细胞的原因是情绪低落。在治疗及护理食道癌中要特别注重食道癌患者的心理护理，因为患者的心理状态决定了食道癌治疗的最终效果。其实，不仅仅是食道癌，情绪低落还会诱发其他疾病，可以说它就是潘多拉的盒子，只要长期情绪低落或多或少会生一些病的。”①

根据广东省癌症康复协会提供的访问信息，很多癌症病人都有经历重大挫折或重大变故的经历，这说明长期处于挫折、精神压抑、焦虑、沮丧、苦闷、恐惧、悲哀等情绪的人，更容易形成“癌症性格”，从而引发癌变。

建议：平静地对待一切。金钱对于人来说，生不带来，死不带去，天大的事也要懂得自我宽慰、自我解嘲、自我解压。

第十四计　防饿计

——吃得太好或太差都容易生癌吗

摘要：别饿坏细胞。对于细胞来说，无论是营养不良或营养过度都叫“饿”，因为身体细胞没有得到真正的营养满足，因此，饮食要均衡，进食要定时有规律。

中国科学院中国现代化研究中心主任、中国现代化战略研究课题组组长何传启研究员认为：“人均营养供应超过某个临界值，就会出现‘营养过剩’，人均预期寿命不升反降。研究证实，蔬菜吃得多，癌症发生率会降低，饮食不均衡或缺少维

① http://disease.sina.com/shidaoai/shidaoaiby/2011-09-19/45090.html.

生素可能带来癌症。”[①]台湾癌症基金会调查显示，高达九成的大学生将垃圾食物当主食，六成五的人每天只吃一份或不到一份的蔬果。总之，无论吃得好与差，只要饮食不均衡，均有生癌的风险。笔者保守估计全国至少有3亿人饮食不均衡。

建议：均衡饮食，参考国家推荐指南。

第十五计　防瘦弱计

——太瘦弱容易得癌症吗

摘要：别瘦坏细胞。别太瘦弱，否则，抗癌力也降低。

变瘦是肥胖者的梦想，可是，有的人本身体形比较偏瘦，还达不到体重的标准重量，却还要通过节食（或本身胃口不好）使身材更瘦弱，其实是营养不良（或吸收不良）。如果因为经济不好，也会降低抗癌的免疫力，出现诸如肝癌、胃癌、食管癌等“穷”癌，如果对“难得老来瘦”的理解出现偏差，很容易发生行为和生活方式的错误。笔者认为，减肥人士如果仅仅通过不吃饭来减肥是错误的，这类人表面肥胖，其实身体是虚胖，也是瘦弱的。另外，还需要指出的是，原因不明的消瘦可能是癌症的另一个信号，“原因不明的消瘦常常是癌症的第一个信号，也是癌症病人的主要死因之一。其机理直到现在人们才开始有所了解。在因癌症而极度消瘦的人体内，肌肉蛋白质被分解，以便为大脑和身体其他组织提供能量。英国伯明

① 中国现代化报告（2010），http://www.citygf.com/health/HL_016006/HL_016006002/201010/t20101011_799041.html.

翰阿斯顿大学癌症研究运动实验药物治癌小组的迈克尔·蒂斯代尔一直致力于寻找一种方法纠正这种代谢偏差，试图让癌症病人无须付出如此巨大的代价而获得代谢能量”①。

建议：饮食要清淡，脂肪摄入要合理，蔬果要充足。无论瘦弱还是肥胖，满足不了身体所需就会导致瘦弱，因此，均衡且足够的营养是必要的。

第十六计　防胖计

摘要：别胖坏细胞。边抽烟边喝酒一般会增加肉的摄入量，吃肉的比例应控制在30%以内。

（一）肥胖的人更容易生癌症吗；减肥可以预防癌症

根据2008全国第三次死因调查，我国农村进入“五死一癌症”时代；城市，比如天津、北京、上海、武汉、广州每年十万人口当中差不多有250~300例新发癌症，上海则高达355例，我国城市已进入“四死一癌症”时代。城市癌症发病率明显高于农村是因为城市的空气污染比农村严重，且城市吃肉比农村多，而体力劳动和摄入蔬菜的量又比农村少。美国癌症研究所日前公布的调查指出，“多达三分之一的美国癌症患者患病与体重超重有关，《癌症的导因和控制杂志》刊登了一篇瑞典科学家的研究结果，发现肥胖人群的癌症发病率比正常体重人群高出33%”②。研究显示，20%癌症的发生率发生在肥胖的人群身上。

① 刘小燕. 消瘦与癌. 大自然探索，1984(4).

② 赵成会. 肥胖人群更容易得癌症. 医药与保健，2009(10).

佛教认为，肉在体内最容易腐败、其排泄物最臭。但研究表明，和尚的营养不足主要是动物营养性摄入不足。研究显示，植物和动物性食物结合摄入是最好的。一般地，植物和动物比例7：3是比较健康的，而现在则恰好相反，植物和动物比例为3：7，完全颠倒过来了，这是十足的错误。研究显示，肉摄入过多会引发动物性激素无法有效消除等问题；同时，城市居民油脂的摄入量越来越高，吃油超标和摄入过多高脂肪食物容易导致血液中的甘油三酯含量超标，导致血液黏稠，血脉不运就会患病。部分中医认为癌症是缺血缺氧引起的，血液黏稠导致供血不足；老年人的癌症发生率高可能与老人的代谢能力下降有关。按照《水是最好的药》的作者美国的医学博士F.巴特曼的说法：一般地，只要每天快走25分钟或散步1小时，大脚趾下面的穴位受到刺激，对荷尔蒙敏感的脂肪酶开始活跃，基本上可以分解体内多余的脂肪，从而预防因肥胖导致的高血压等血管疾病。能量消耗量不足，吃的素食不能及时消耗能量，能量也会转化成脂肪，这就是不吃肉也会胖的道理。

根据医学专家舒和医生在著作中的介绍，每次吃饭的时候，有意识地对多油、多盐的食物少吃一两口，对多糖的饮料（如可乐、果汁）少喝一两口，长此以往，就会慢慢把饮食习惯调整到健康的平衡状态。

笔者认为，少吃一两口精面粉做的面包、糕点也十分重要。现在面包消费和西餐消费的西方化，无疑是我国癌症发病率紧跟发达国家的重要原因。我们要相信，选择天然无加工的食物才是最好、营养素最完整的。

国内18位在此方面研究颇有建树的院士、专家共同认为，摄入过多的五大要素（蛋白质、脂肪、糖、维生素和矿物质）会产生大量的酸性物质，营养就会变成“毒素”。人体在正常情况下，能通过自身调节，将酸性物质排出体外，维持体内酸碱平衡。[①]

医学研究表明，所谓的现代文明病、富贵病，包括高血压、高血脂、糖尿病、肝炎、癌症、肠胃功能失调等，70%以上与人体的酸性体质有关。癌症患者的体质100%是酸性的。肉是属于酸性的，因此需要用碱性食物平衡酸碱度。理论上肥胖人士属于容易得癌的酸性体质，就是说人肥了，癌细胞也容易胖。据新华社电，世界癌症研究基金会（WCRF）2007年10月31日公布了一项研究成果，指出6种受肥胖影响较大的癌症分别为：食道癌、胰腺癌、直肠癌、子宫癌、肾癌、更年期乳腺癌。研究认为，“肥胖对癌症的作用是多方面的，其中之一是多余脂肪会影响人体激素平衡。研究显示，脂肪细胞能释放雌激素，增加女性肥胖者患乳腺癌的风险”[②]。同时，肥胖还会增加人体得炎症的机会。美国癌症研究所日前公布的调查指出，“多达三分之一的美国癌症患者患病与体重超重有关。肥胖人群一般易患生殖系统及肠道方面的癌症。经研究证明，因为肥胖者大都有高胆固醇血症和高胰岛素血症，胰岛素又具有促进其他细胞增殖的作用，如果体内有癌变细胞出现，它也会促进其增殖”[③]。（笔者注：我国超重和肥胖者人数越来越多，因此，要控制体重。）笔者比较认同这种研

① http://bbs.tianya.cn/post-free-1638936-2.shtml.

② http://cn.wcrf-hk.org/indes.php，2007年10月31日资讯.

③ http://health.sohu.com/20071102/n253014880.shtml.

究结论，对我国研究的“超重和肥胖产生癌症的贡献率仅仅低至0.06%（男性）和0.78%（女性）”的研究结果表示怀疑。笔者相信血液畅通了的人一定可以少生癌。同时，根据世界癌症研究基金会预防癌症的十个建议，尽量降低体重是重要的预防措施，防止肥胖可以降低17%的患癌风险。因此，笔者认为运动和减肥是很有必要的，大家不要因为肥胖致癌贡献低就忽视它，其实，很多时候发生癌症的原因可能就是活动不足。目前的研究并不一定十分准确，这里有一个科学的发展过程，以后的研究深入了，体力活动占的比例超过15%也是有可能的。因此，需要重视每一个致癌因素。事实上，2013年6月国内媒体已报道，年轻一代缺乏运动，可能比父母辈少活5年。

建议：多跑步、散步，多做球类运动，有利于刺激体内产生脂肪酶，分解体内多余脂肪。另外，多走路可刺激大脚趾下的穴位，促进松果体的分泌（松果体又叫脑白金，又称松果体素、褪黑素、美洛托宁malotuonin），适当多走路等于摄入天然的“脑白金”，从而达到改善睡眠、增强抵抗力的效果。科学减肥有助于防止癌症的发生。

（二）如何吃饭才能更少生癌

根据国家的标准，为方便记忆，中国成人每天的基本参考食谱大致可概括为：七两蔬菜，三两鱼肉；七两粮食（谷薯），三两水果；两斤水，六克盐；一个鸡蛋，一斤奶；一两大豆，半两油。根据个人消耗量、体力劳动、脑力劳动、年龄、性别等进行实际调整。需要指出的是，按比例进食营养才会均衡。

2002年中国居民营养状况调查结果显示，我国仍存在亟待解决的微量营养素缺乏问题，比如国人钙和维生素A的摄入量严重不足。钙的摄入量不到推荐量的一半，而维生素的摄入量也仅达到需要量的60%~70%。

根据《中国居民膳食指南（2007）》，蔬菜和水果两者是不可替代的，水果可生食，减少了很多营养素的损失。另外水果中的有机酸还有促进消化的作用，蔬菜及水果含大量抗癌物质及一些未被我们人类发现的活性成分，因此多吃蔬菜水果可有效地防止癌症的发生。

《中国居民膳食指南（2007）》推荐表

1	2		3			4		5		6
谷物、薯类	蔬菜	水果	肉	鱼虾类	蛋	奶或奶制品	大豆坚果	油	盐	水
250~400克	300~500克	200~400克	50~70克	50~100克	50克	300毫升	30~50克	25~30克	6克	1 200克或毫升

1．食物多样，谷类为主，粗细搭配

根据2002年的国家调查，在一些比较富裕的家庭中动物性食物的消费量已超过了谷类的消费量。

2．多吃蔬菜水果和薯类

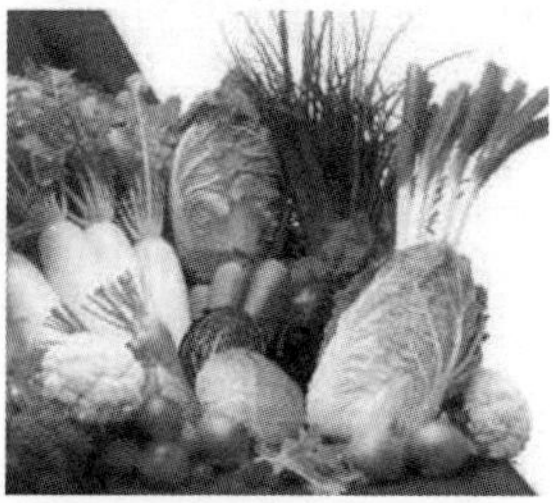

富含膳食纤维以及多种维生素的蔬菜、水果和薯类的膳食对降低患肥胖、糖尿病、高血压等慢性疾病的风险和排毒通便具有重要作用。西方人患心脑血管疾病、结肠癌、直肠癌和乳腺癌比例

高的原因之一就是他们摄入的蔬菜等膳食纤维不足，水溶性膳食纤维还能提高肠道对钙的吸收能力。

3．每天吃奶类、大豆或其制品

奶类除含丰富的优质蛋白质和维生素外，含钙量较高，且利用率高，是膳食钙质的极好来源。

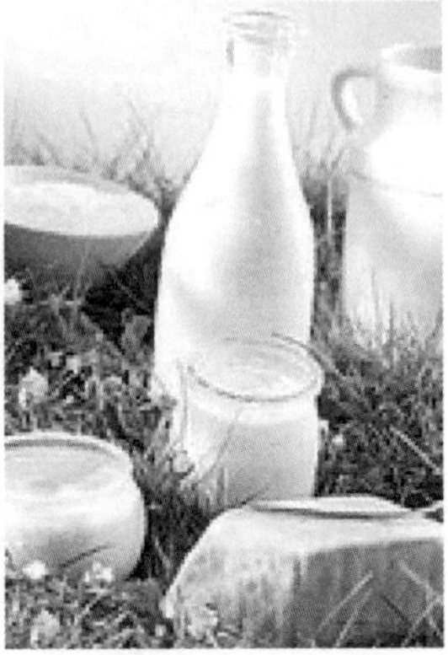

4．常吃适量的鱼、禽、蛋和瘦肉

动物性食物一般都含有一定量的饱和脂肪和胆固醇，摄入过多可能增加患心血管病的危险性。鱼类脂肪含量一般较低，且含有较多的不饱和脂肪酸，对预防血脂异常和心脑血管病等有一定作用。禽类脂肪含量也较低，且不饱和脂肪酸含量较高，其脂肪酸组成也优于畜类脂肪。（笔者注：通俗地说，就是吃4条腿的不如吃2条腿的，吃2条腿的不如吃1条腿的，如蘑菇或蔬菜。）蛋类富含优质蛋白质，各种营养成分比较齐全。畜肉类（如猪肉）一般含脂肪较多，应当少吃。

5．减少烹调油用量，吃清淡少盐膳食

脂肪摄入过多是引起肥胖、高血脂、动脉粥样硬化等多种慢性疾病的危险因素之一，膳食盐的摄入量过高与高血压的患病率密切相关。

以上资料来自2008年数据。①

① http: //wuxizazhi.cnki.net/Article/TAKE200910037.html.

建议：居民应养成吃清淡少盐膳食的习惯，即膳食不要太油腻，不要太咸，不要摄食过多的动物性食物和油炸、烟熏、腌制食物。

（三）广州结直肠癌发病率位列全国第一原因分析

2008年世界结直肠癌平均发病率对比

结直肠癌发病率	世界平均值	发达国家发病率	发展中国家发病率
每10万人发病数	17.3	30.1	10.7

根据报道，广州的结直肠癌的发病率已经位列全国第一，达45/10万。虽然这是2012年的数据，但2008年，广州的数据应该也超越30.1/10万的发达国家平均值。按理说，南方人种肥胖数量不是特别多，结直肠癌的数量应该不多才对，这至少说明了四个问题：①广州人外出吃饭的次数很多。餐馆的菜式一般是蔬菜少、肉类多、油脂多，“食在广州”追求色香味俱全；另外，大米、面包、蛋糕等食物精致度太高，居住在广州的人吃得太精太“好”。②人口密度增加导致运动场所不足，空气污染导致外出运动减少。③坐多站少，高楼大厦密集导致阳光吸收量少，从而影响钙的吸收。④吃夜宵频率比一般城市要高。广州应该推出预防癌症的餐饮，例如，燕麦粥、玉米粥。人们外出吃饭时应增加蔬菜量，同时减少精制面食等。适当增加茶、醋而不是啤酒的摄入量。在目前中国受大米镉超标困扰的情况下，建议国家出台相关政策，由商家推出“大米与燕麦或荞麦或玉米粒混合包装”的粮食产品，方便老百姓在家煮食。当然，为了预防癌症，建议大家不要怕麻烦，或自己委托

商家帮忙混合。

2002年《中国居民营养与健康状况》调查显示，我国居民脂肪摄入量多，谷物和蔬菜摄入量少，不利于健康。中南海保健专家、主任医师胡维勤教授介绍："领导们多吃粗粮，养成少食多餐的科学饮食方式，是中国领导人均寿命一直居世界前列的主因。粗杂粮除了与细粮一样有丰富的营养价值外，还有多种治病防病的功能。"①

第十七计　防怒计

——怒火中烧容易引发癌症吗

摘要：别怒坏细胞。怒火伤肝，容易引起抑郁情绪。

我们要弄清楚怒火是由肝火过盛引起的，还是心胸狭窄或烦躁引起的。建议大家凡事要看开，更不要因小事而大动肝火。作者整理分析了1994—2000年上半年56名癌症患者的临床资料，分析结论为"怒气为致癌的关键因素"。②

虽说怒火会伤肝，但是人要适当发泄情绪才有利于身体健康，要防止过度压抑，过度压抑情绪容易导致癌症。人有七情，适当发泄对预防癌症也是有好处的。

建议：学会宽宏大量，开阔心胸。同时，适当发泄，对调节身心还是很有必要的。

---

① 中国营养学会，修订中国居民膳食指南专家委员会. 中国膳食指南（2007）. 西藏人民出版社，2010.

② 胡维勤. 揭秘百岁老人. 北京健康研究中心，2012.

第十八计　防惑计

——低学历的人寿命更短，生癌几率更高吗

摘要：别惑坏细胞。适当的学习、充电，有益于自豪和自信，提高抗癌免疫力。

研究表明：学历、知识层次高的比智商低的人更长寿。因为前者会取得较高的社会报酬、待遇和社会地位；此外，生活条件更好，其保健意识一般也更强，自信心更足，产生正面情绪。这有利于心情开朗，而心情开朗是有效抵抗癌症的力量，有益健康；同时更能腾出时间运动、玩乐、休闲和旅游等，这有助于预防癌症。低学历的人寿命更短已经有所证实，而患癌症几率是否更高，笔者未看到有相关报告。（高学历高收入人群起码有意识、有资本去筛查，可以早发现早治疗。）

建议：增加学识和见识，有助于增加人的自信心和自豪感，有利于抗癌。

第十九计　防肿计

——经常肿胀与恶性肿瘤区别有多大；为什么说癌症病人是水泥做的

摘要：别肿坏细胞。工作太疲劳，导致肌肉肿胀、酸痛，容易引发高血压。

癌症就是恶性“肿”瘤，因此，当身体因为工作等原因经常“肿”胀时，就要消除肿胀。例如，发现乳房肿胀以后要考虑和检查是不是有乳腺增生；下肢严重肿胀要警惕癌症。虽然肿胀不一定会变成肿瘤；但是，超过某种限度以后，就有可能令细胞出现突变，发生癌变。现代社会，竞争日趋剧烈，工作和生活节奏日益加快，人们经常处于紧张、焦虑和压力状态中。如果人们工作过度疲劳，不及时放松和休息，会引发疾病甚至癌症。肿胀就是血液淤堵，有可能产生基因突变，导致癌症，使用绿色的中药药膏、活络油或泡脚、泡澡等方法疏通血管十分重要。经过对长寿人群的调查，他们多采用泡脚或泡澡的方法消除肿胀。肿胀的人身体一般比较僵硬。为通俗易懂起见，笔者把癌症病人比喻为“癌症病人是水泥做的”，因为，适当运动的人身体的柔韧性比较强，比较少出现肿胀问题和僵硬问题。

建议：可以少泡妞、不泡面，但一定要泡脚、泡澡，多做伸展运动，活络身体，加快血液循环有利于消肿。

第二十计　防烧计

——烧烤食物与油炸食物哪个更垃圾；烧烤食物被列为致癌第一食物吗

摘要：别烧坏细胞。不要吃或少吃烧焦食物，特别是烧烤肉类和油炸食物。

我国是饮食大国，有“食在中国”的美誉，烧焦、烧烤、煎、炸等煮食方式在我国比较盛行。有研究显示，一串烧鸡腿的毒素等于吸2包香烟产生的毒素。中山大学附属第三医院营养科

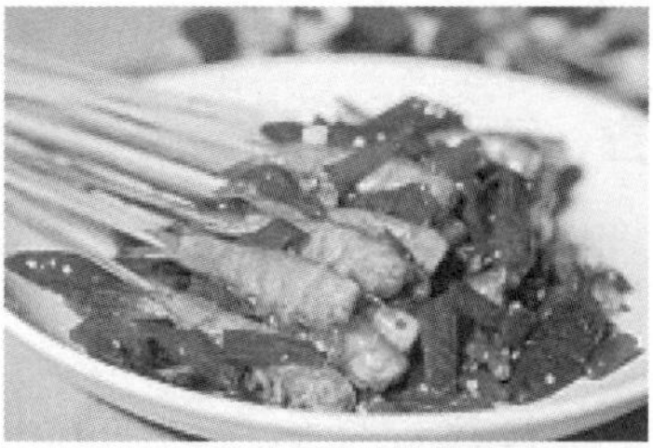

主任卞华伟称："肉类所含的香味物质——芳香烃在高温高热下会变成苯并芘，这种多环芳香烃类物质是一种高活性的致癌物。研究发现，肉类在烧烤时会产生一种叫杂环胺（HCAs）的物质，它是动物性食品在烧烤时产生的一类可诱导癌变的化合物。烧烤时间越长，温度越高，产生的杂环胺就越多。"[①]苯并芘与黄曲霉素、亚硝酸盐一样是世界上公认的三大最强烈的致癌物质。"香烟烟雾和经过多次使用的高温植物油煮焦的食物、油炸过火的食品都会产生苯并芘。苯并芘在体内蓄积，有诱发胃癌、肠癌的危险。同时，烧烤食物中还存在另一种致癌物质——亚硝胺，肉串烤制前的腌制环节容易产生亚硝胺。烧烤食物甚于油炸危害，被列为垃圾食品之首，美国卫生部公布的新致癌物名单中，高温烧烤食物列在其内。很多人喜欢边吃烤串边喝啤酒，这有明显的辅助致癌作用。烧烤食品致癌性大小与食入量有关，建议每周不超过2次，每次不多于100克，其中用铁板烧的食物安全些。吃烧烤食物的过程中最好配上温热的大麦茶或绿茶，解腻又保护肠胃，避免冷热交替刺激。"[②]

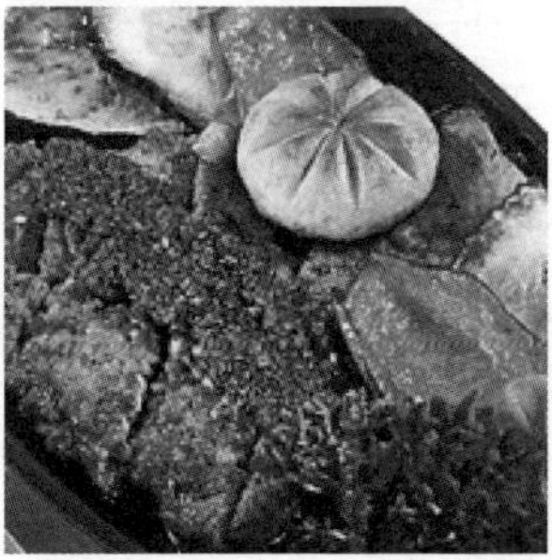

郊游，是人们休闲玩乐的好方式，烧

① 张维波. 经络不畅是百病之源. 健身科学，2000（5）.

② http：//health.lady8844.com/shenghuo/2012-11-26/1353893963d1122566.html.

烤常是其助兴节目，既可填饱肚子，又增添了乐趣。但是需注意，经常吃烧烤会影响身体健康，甚至有可能导致癌症的发生。许多医学研究表明，“高温处理的食物与癌的发生有关，致癌的罪魁即是3，4–苯并芘”①。

建议：烧焦食物别吃，少吃煎、油炸和烧烤食品。吃烧烤食物后喝茶是比较好的，一方面，可降低上火几率；另一方面，又可消除香烟烟雾和经过多次使用的高温植物油煮焦的食物、油炸过火的食品产生的苯并芘强致癌物。

第二十一计　防白计

摘要：别白坏细胞。我们要适当晒太阳，不要怕晒黑，每天15分钟。阳光有利于维生素D的吸收，增强钙的吸收。

（一）晒晒太阳就可以预防和治疗癌症吗；适当晒太阳等于免费补钙吗

人们很早就发现，北方寒冷地区居民因很少晒太阳，前列腺癌、结肠癌、乳腺癌和卵巢癌发病率偏高，而赤道居民这些疾病发病率则很低，我们从而推测癌症与阳光有关。经过科学家研究证实，人体每天摄入维生素D要达到800~1 000国际单位才能有效预防癌症，这个量比推荐量要高一两倍。可是，摄入大剂量的维生素D胶囊或鱼肝油有可能发生中毒。因此，适当晒太阳（每天15分钟左右）有利于维生素D的吸收，是预防癌症的

① http：//www.meishichina.com/Health/CommonSense/201105/101268_2.html.

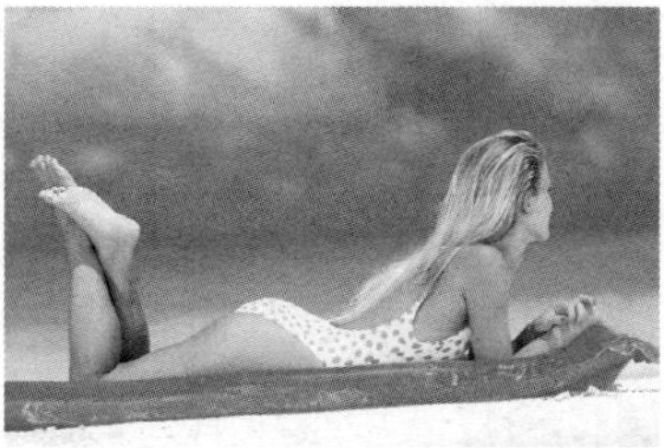

来源：http://image.baidu.com

好方法之一，也是提高癌症患者生存率的方法之一。大城市高楼越多，空气污染越大，能照到的阳光越少；坐地铁减少了空气污染，但也减少了透过车窗照阳光的机会。不少人特别是喜欢白皙的爱美女性怕晒黑，外出还要故意用防紫外线的雨伞，这样会影响维生素D的吸收。殊不知每天晒15~30分钟太阳对人体非常有益，除太阳的紫外线可促进维生素D的合成外，太阳的远红外线可以加快血液循环，还可令皮下血管扩展，血流旺盛，增加有毒物质的排泄，增加抵抗力；同时，可使唾液和胃液分泌，促进食欲和消化吸收。当然，选择柔和的阳光是最好的，不要在太阳猛烈时长时间晒，太阳浴时要注意保护皮肤和避免超时直晒，以防止皮肤癌。晒太阳可以预防癌症是有依据的。2000年美国科学家彼得·阿格雷成功拍到了世界第一张细胞膜水通道蛋白的高清晰立体照片，因此获得了2003年诺贝尔化学奖。细胞是依靠细胞膜上的“孔”进行内外交流的，其中的“水通道”仅仅为2纳米，这个通道太窄，在细胞内外液的渗透压基本平衡时，只允许小分子团水通过。我们喝的自来水因为环境污染等影响，水的分子团一般为15~16个，属于大的水分子团；而没有受污染的水，例如广西巴马的“长寿河”水的分子团是由6个水分子组成，属于小分子团水。由于太阳的远红外线照射可以将大分子团水变成小分子团水，因此，理论上，你虽然喝的是自来水，但是因为晒太阳的缘故，远红外线被人体吸收后，可使体内水分子产生共振，你喝进的自来水水分子活化即被优质化。当然，我国皮肤癌发生率低除与晒太阳的时间有关外，还因我国人种属于黄种人，皮肤具有“黑素细胞”，经太阳晒后可变黑，从而防止皮肤癌的高发。而白种人，例如美国人因为皮肤中很少有“黑素细胞”，太阳一晒就变红，与中国人具有保护性的皮肤一晒就变黑有很大的差别。据美国环保局网站介绍，每5个美国人就有一个患皮肤癌，而中国人群则很少发生皮肤癌。因为晒日光浴的频率比西方少很多，皮肤癌的人数不多；相反，经常开车受到太阳辐射的司机和飞机师反而要多注意辐射。如果水分子团大于10个，则需要消耗人体自身的生物远红外线等能量进行消化和吸收。目前，科学家正研究如何通过好水预防甚至治疗癌症的技术。如果你结婚了，睡觉或距离近时，爱人或小孩身体的远红外线也会照射到你身上，活化你身体的水，加快新陈代谢，新陈代谢的加快有助于预防癌症。多走比多坐的人的免疫系统更加强大的原因之一正是多走（多运动）加快了身体的新陈代谢。美国F.巴特曼医学博士认为：“阳光具有的能量把皮肤上沉积的胆固醇转化为维生素D，维生素D也能够促进肠道对钙的吸收，钙可以直接中和体内的酸性物质，平衡细胞的pH值。同时，由于钙元素进入细胞时，随身携带的其他重要元素，为细胞的修复和能量代谢提供了原料。”笔者认为，他的观点可以解释以前医学界一直无法解释的“癌症患者增加钙的摄入可抑制癌细胞的增殖”的原理。根据2002年的中国营养调查报告，中国人钙摄入量还不到推荐量的50%，更需要晒太阳，它是一种免费的补钙方式。特别是零日光族、老年人需要更多的时间暴露在阳光下，吸收更多的钙元素，这比吃钙片更加天然有效。

阳光、空气、水、食物营养都是非常重要的。阳光排在首位，说明阳光是万物生长的重要因素，在空气、水和食物被不断污染的今天，阳光对人类预防癌症显得更加重要，但也往往被大家所忽视。在世界唯一无癌国斐济和无肠癌的广西巴马乡，日照时间长，人们都能享受充足的阳光是这两个地方的共同特点之一。紫外线一直被认为是皮肤癌的元凶，经常晒太阳被很多人认为会引发皮肤癌。美国科学家日前公布的研究成果则显示，适量晒太阳对身体有保护作用，可提高部分癌症患者的生存率。据《新科学家》杂志报道，“美国布鲁克黑文国家实验室的研究人员证实，对体内缺乏维生素D的结肠癌、前列腺癌、肺癌和乳腺癌患者而言，适量晒太阳能够显著提高生存率，生活在寒冷的高纬度国家的患者尤其如此”[①]。

美国癌症研究联合会发表称：每天晒15分钟太阳可防癌。美国癌症研究联合会发表了一项研究结果称：“每天晒15分钟太阳，能有效预防癌症。研究人员发现，每天晒太阳时间少于15分钟，或从来不接受太阳直射的人，患癌症的几率数倍于经常晒太阳的人。研究人员认为，之所以晒太阳能达到这样的效果，是因为皮肤只有在接受紫外线辐射后才会产生维生素D，维生素D可以抑制非常态细胞的生长，消除肿瘤形成的血液环境。”[②]

---

① http: //www.100md.com/html/Dir/2002/07/26/41/50/21.htm.

② 中外健康文摘编辑部. 晒太阳提高癌症患者生存率. 中外健康文摘，2009(2).

（二）长途司机要预防皮肤癌吗

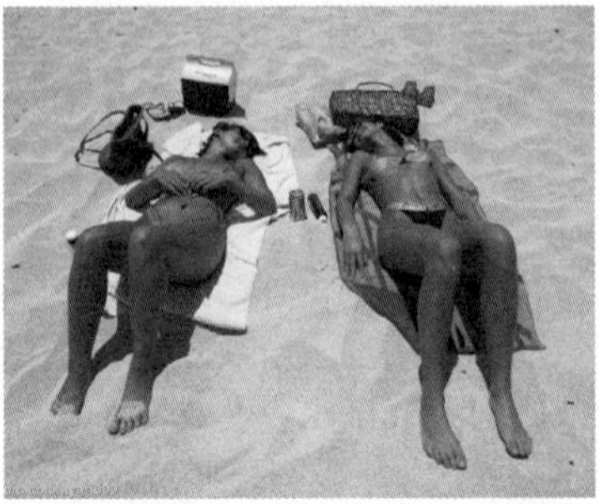

提醒：晒太阳过了头可能有皮肤癌的风险。经常遇到强烈阳光的汽车司机和飞机师，要特别注意预防皮肤癌。

第二十二计　防冷计

——空调开得多温度调得低可能生癌吗

摘要：别开坏细胞。开空调时，不要将温度调至太低，使用时间不宜过长，以免影响血液循环，导致细胞供血不足。

被称为空气“维生素”的负离子对身体有利，清新的氧气有益于人的长寿。无癌国家斐济、基本无癌地区广西巴马长寿村的空气负离子多达每平方厘米数万个，空气和水已经被证实是巴马人长寿的重要原因。由于大气污染，城市的居室每平方厘米负离子数为几十个，空调开启后则更少。空调病主要是因为人夏天不出汗，我们在夏天出些汗对于预防癌症，排出毒素是十分有利的。中医认为：夏季发汗排毒，有利于新陈代谢和身体健康。

专家提醒，空调一般将温度调至26摄氏度以上，且要经常换气和清洗过滤网，防止细菌病毒超标。少清洁的空调除细菌超标外污染也是严重的。密闭办公大楼里，二氧化碳浓度加大，按照癌症是缺血缺氧的假说（如同吸烟会减少氧气一样），吸进的氧气质量低、含量低，对细胞的新陈代谢是有副作用的。长期淤塞毛细血管，细胞滋润性差，细胞分化出现变异，机体的功能严重下降，就有可能促进或诱发癌症的发生。近十年中医药治疗肝癌的文献研究显示，“气滞血瘀证是肝癌最常见的证型，瘀血贯穿于病程始终，气滞血瘀证多见于病理分型中的巨块型肝癌。针对肝癌患者易出血、肿瘤易转移的特点，中医提出了‘活血勿太过’、‘化瘀不伤正’的治疗原则，并建议使用活血止血药配以减散软坚药治疗”[①]。

建议：使用空调时要经常更换新鲜空气，保持呼吸系统对氧气的正常要求。

第二十三计　防水计

——水可以预防和治疗癌症吗

摘要：别水坏了细胞。水有很多功能，如维持体内细胞正常的渗透压、运输营养、滋润关节、消化等。水能够将细胞代谢的酸性物质清洗掉，并带到肝脏和肾脏加工处理，人体喝水不足会造成脱水，而脱水会使人体逐步失去对抗破坏性化学元素的能力，毒素经过一定的蓄积，有可能引发癌症的发生。

我国最新国家标准规定的自来水的消毒副产物卤乙酸HAAS的含量已经超160μg/L，该标准的致癌总风险会超过30人/10万

① 陈光. 美国癌症研究联合会发表：每天晒太阳一刻钟防癌，健康问答，2005(7).

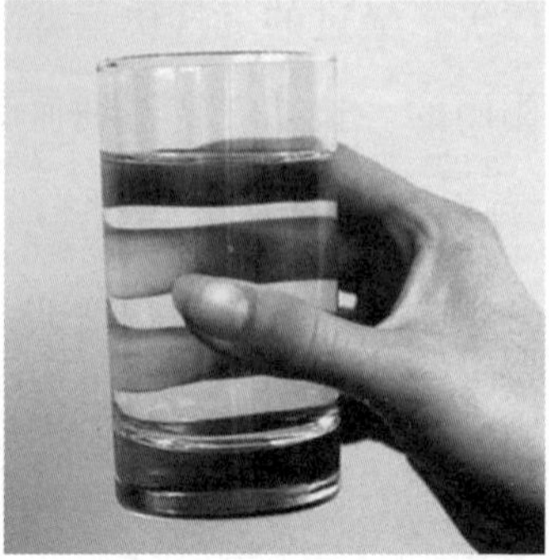

人，而美国的标准卤乙酸HAAS的含量是30μg/L。幸亏我国很多水厂的消毒副产物卤乙酸HAAS的含量都大大低于国家规定的这个数据。成都某水厂1999—2000年采样的研究数据：管网中卤乙酸浓度在6~23μg/L，即年平均消毒副产物卤乙酸HAAS的含量超过10μg/L。按照国际的水中消毒副产物卤乙酸HAAS含量与消毒副产物总致癌风险相关性的研究，“每天饮食用2 000毫升的自来水，连续使用70年，每10万人将超过4.5人有致癌风险”。全国水质中，淮河和海河流域的水质是公认比较差的，我国卫生部2008年发布的我国居民死因调查显示，淮河流域重度污染段的癌症发生率与上游污染轻度流域有明显的梯度关系，即污染越轻的地区，癌症发生率越低。我们要认识到，喝水特别是喝足够的水，也是预防癌症的好方法之一。水质不好，人就自然会少喝，正如美国F.巴特曼博士所写的“遗憾的是，癌症研究专家并没有认识到，长期脱水会抑制免疫系统，他们也忽略了另外一个事实：组胺可能直接或间接地抑制免疫系统，在正常情况下，组胺在干渴管理机制中，应当起到激活免疫系统的作用。但是，如果身体脱水，参与身体干渴管理程序的组胺，就会遏制免疫系统（甚至包括骨髓的免疫系统）的作用，使之失去保障机制，从而导致淋巴癌、骨髓癌、白血病等多种疾病”。

2013年6月25日我国发布了《淮河流域水环境与消化道肿瘤死亡图集》，这是中国疾控中心专家团队长期研究的成果，我国首次证实了癌症高发与水污染的直接关系。

根据国家营养专家推荐，健康成人每天需要水的总量在2 500毫升左右。其中包括1 200毫升饮用水和食物中含有的1 300毫升水，个别体力劳动的人群应该加大喝水量，防止脱水。

中国人钙摄入量还不到推荐量的50%，因此喝水应该喝具有天然矿物质和微量元素的水，例如除去余氯（漂白粉味）和有机物的净化水，或矿物质含量适中的山泉水，但不是纯净水和蒸馏水。由于各地环境污染的加剧，不少城市水厂加大了液体氯的浓度，而很多农村地区直接加入的多是漂白粉，致癌风险也随着增加了。富硒地区的人群患癌几率低，说明硒也有助于抗癌。因水中含有钙、镁、硒，钙、硒可防癌，镁可防血管硬化，所以水不能太纯净。有报道称，“多吃水果、蔬菜等富含维生素A、C、E的食品有助于硒的吸收”。若报道属实，可以更加证实水果、蔬菜具有预防癌症的作用。

《水是最好的药》的作者F.巴特曼博士认为，“在某种程度上，癌细胞具有厌氧的特性，即使在无空气的情况下，癌细胞也能存活，癌细胞不喜欢氧气，氧气可以杀死癌细胞”。“假如身体水分充足，并携带了各种防护性介质和必需的营养物质，它就会促使氧元素与癌细胞密切接触，这是水成为治疗癌症药的另一种原因。”“脱水（因喝水不足产生）会促使身体逐渐失去对抗破坏性化学元素的能力，把身体比喻为一个化学工厂，它以充足的水分和营养物质为基础，每天都在发生复杂的化学反应。如果身体的水分不足，不仅难以维持高效率运转，而且还会使时刻进行的大量的化学反应发生紊乱。癌症的形成，正是这种化学反应的结果之一。”①据了解，我国各类人群的饮水量普遍不足，不少人的饮水量还不到推荐量的一半。2012年有研究者曾经做过调查，发现除深圳有一半的学生每天饮水量超过了1 200毫升外，其余四城市——北京、上海、广州、成都的学生饮水量均低于推荐量的一半。身体脱水（缺水）会引起人体免疫系统的休眠，不利于细胞基因的修复，容易产生癌症，然而很多人没有认识到水对身体健康和预防癌症的重要性。中山大学王博博士认为：“癌细胞是厌氧厌碱喜酸的，在治疗癌症中已经有碱性体质疗法，因此，理论上，适当多喝弱碱性无污染的水（水本身有氧气和运载氧分子），与碱性食物配合可以预防癌症，这与适当多运动甚至深呼吸，增加氧气的吸入排出体内的二氧化碳产生的酸毒，达到平衡体内酸碱度的道理是一样的。”

建议：多喝水，会喝水，喝好水。不要等到口渴再喝水，不要以饮料代替喝水，多喝含有矿物质和微量元素的天然健康水，多喝将自来水净化处理后去除有机物和余氯的仍然保留矿物质和微量元素的小分子团水。

① 施蓉，陈晓. 气滞血瘀型肝癌的研究进展. 上海中医药杂志，2012（2）.

第二十四计　防炎计

摘要：别炎坏细胞。炎症和溃疡一定要治疗彻底。

（一）长期炎症不治愈可引发癌症吗

炎症（无论是肝炎、胃炎、宫颈炎、阴道炎、前列腺炎等）一定要及时治愈，并治疗彻底，以免导致基因受损，发生癌变。

我们要防止炎症特别是慢性病的发展（例如胃炎的幽罗门杆菌引发的胃溃疡、慢性萎缩性胃炎、肝炎、子宫颈糜烂、乳腺囊性增生病、结肠腺瘤样息肉病等）引发癌症。目前，我国因炎症导致癌变引发癌症的比例是很大的。《中国癌症归因分析》指出，慢性感染是导致癌症发病和死亡的首要原因（占29.4%）。虽然炎症反应并不是在所有器官中都会导致肿瘤的形成，但是乙肝病毒引起的炎症可发展成为癌症，胃炎可以引发胃癌，都已经得到医学的证实。因此，炎症不但与癌症有很大的关系，而且成为我国致癌的第一大因素。

（二）从事有粉尘等污染肺部的职业更容易生癌吗

广东省和福建省是肝癌高发区，而中国肝癌主要是肝炎性的，因此，预防和防治肝炎显得十分重要。中山大学附属肿瘤医院梁文华医生特别提醒："很多人觉得乙肝疫苗出生时打过就不用打，但这种保护作用是有时限性的，应该在每次接种后3～5年内复查，视情况再次接种。"① "据目前最新研究表

---

①［美］F. 巴特曼. 水是最好的药. 长春：吉林文史出版社，2006.

明，高达20%的癌症与慢性炎症有关，吸烟主要通过炎症通道来诱发以及促进肺癌的发生。其他的诱发癌症发生的因素，如粉尘、石棉等也是通过炎症通道来诱导肺癌发生的。因此，烟民尤其要注意各种炎症例如口腔炎、扁桃腺炎、肺炎等与呼吸道、消化道系统的控制，以免炎症引发癌变。”[①]尽管慢性炎症有引发癌症的倾向，但具体机制一直不为人所知。最近，加州大学化学和生化副教授Alexander Hoffmann带领的研究小组揭开了这道迷题，为治疗癌症提供了新思路。研究发现：“炎症会导致p100数量上升，发育过程也离不开p100。动物研究证实，少量的炎症是免疫系统以及其他器官、系统的正常发育所必需的，p100使细胞可以通过炎症影响发育，但慢性炎症时，p100过多会过度激活发育途径，导致癌症。”[②]笔者认为，以上研究有助于说明“从来不感冒的人突然得癌症”是有一定依据的。也就是说，得一些小感冒有时是预防癌症的途径之一，因为它锻炼了抗癌部队（免疫系统）的识别和抵御疾病功能。这也从另一个角度解释了，为什么经常洗手不沾菌的小孩的抵抗力一般比不洗手有时“吃菌”的小孩更差的原因。总之，锻炼抗癌部队要适度。不锻炼这支抗癌部队（免疫系统）不行，但经常锻炼它也不行。而美国俄亥俄州立大学医学中心与癌症综合中心的研究人员发现，“炎症刺激microRNA分子水平的升高，这导致参与DNA修复的蛋白水平的下降，使自发基因突变率更高，

① http://health.sohu.com/20130111/n363130614.shtml.

② http://health.cqnews.net/html/2012-04/14/content_14727586.htm.

从而导致癌症”[①]。美国《癌症研究》杂志刊登一项新研究发现，“即使是小幅度降低体重也会使体内炎症明显减少，包括乳腺癌在内的多种癌症潜在危险大大降低”[②]。

日本爱知县癌症研究中心研究所得出的研究结果显示：“每天刷牙2~3次以上的人患口腔癌或食道癌的几率，比刷一次牙的人低30%，而那些完全不刷牙的人，患癌几率是刷一次牙的1.8倍。”[③]

临床实践表明，一个人的胃黏膜上如果有幽门螺杆菌存在的话，那么这个人罹患胃癌的风险就比较高。日本九州大学的一项调查结果显示，胃黏膜上有幽门螺杆菌的人，如果再有吸烟的习惯，那么其罹患胃癌的风险将会更为加大。九州大学的研究人员对福冈县久山町居民长期的跟踪调查结果表明，这种人与没有幽门螺杆菌感染而且也不吸烟的人相比，其罹患胃癌的风险将高10倍。

据日本《朝日新闻》网站报道，日本研究人员对福冈县1 000多名中年男性进行了为期14年的跟踪调查，其中近50%的人在调查开始时有抽烟习惯，77%的人感染了幽门螺杆菌，411人既感染了幽门螺杆菌又有吸烟嗜好。

调查期间，共有68人被确诊为胃癌。排除其他影响胃癌发病的因素，研究人员统计分析发现，“感染幽门螺杆菌者罹患胃癌的风险是未受感染者的2.7倍；吸烟者的患病风险是不吸烟者的1.8倍；两者兼具人群罹患胃癌的风险是既无感染又无吸烟嗜好者

---

① http：//www.bioon.com/biology/cancer/277300.shtml.

② http：//wenku.baidu.com/view/1280547a5acfa1c7aa00ccd6.html.

③ http：//health.sina.com.cn/news/2012-05-04/072329056.shtml.

的11.4倍”。研究人员说：“幽门螺杆菌在胃里造成的创伤会使胃组织更容易受香烟中致癌物质的影响。‘除菌’是预防胃癌的重要手段，但是在这之前，你要先戒除抽烟的嗜好。”①

建议：为控制和大量减少肝癌，通过注射乙肝疫苗预防乙型肝炎是目前最有效防止肝癌的方法之一（其中控制香烟对于预防肝癌也很重要，而对于预防肺癌则更重要）。宫颈癌是目前唯一可以注射人类疱疹、带状疱疹病毒疫苗进行预防和治疗的癌症。同时，建议减肥抗炎症。

第二十五计　防甜计

——经常喝可乐有可能生癌吗

摘要：别甜坏细胞。少喝甜饮料和碳酸饮料。

由于吃甜食多了会产生饱腹感，因而影响到食物营养的摄入；同时由于白糖在体内的代谢需要消耗多种维生素和矿物质，因此经常吃糖会引发矿物质和维生素的缺乏。糖属于酸性食物，会减弱免疫系统的防御功能，癌细胞就是利用表面分泌糖来欺骗免疫细胞的攻击的。事实上，癌症病人大部分的糖都是被癌细胞利用和吸收的，有学者认为糖有利于癌细胞的发生和繁殖，吃糖多还容易引发肥胖，由于高脂肪、高血压、高血脂容易导致糖尿病，而糖尿病更容易致患子宫内膜癌、乳腺癌、前列腺癌、结肠癌、胰腺癌等。因此，吃糖要适量。

① http://www.docin.com/p-491910768.html.

专家建议每天糖的摄入量最好不要超过40克。但是运动之后及时补糖可以消除疲劳，太累时补充糖可以恢复体力，吃红糖、低聚糖、糖醇类甜味剂（包括木糖醇、山梨糖醇、甘露糖醇、麦芽糖醇等）更健康。专家认为，多吃甜食会促发乳腺癌。因此，糖不能吃太多，以免我们的细胞被甜死（细胞也会被盐咸死）。笔者建议，如果确实喜欢吃糖，吃新鲜的甘蔗还是比较润肺的，是比较理想的食物。“人类能量的主要来源靠糖来提供，膳食中的糖除供给能量外，还有许多其他功能，例如调节血液中葡萄糖和胰岛素水平，还可影响脂质和胆酸的代谢。”[①]此文中指出了过量食糖可能引起胰岛素水平的下降，从而引发胰腺癌。

建议：少喝甜饮料和碳酸饮料，特别是可乐和果糖。

第二十六计　防酸计

——酸性体质是癌症产生的根源吗

摘要：别酸坏细胞。碱性食物和弱碱性水要充足，适当运动加大呼吸，排出体内最大的毒素二氧化碳。避免血液酸化，癌细胞喜欢酸性。

《人体体液的酸碱平衡研究》指出，“机体的代谢活动必须在适宜的酸碱度的内环境进行……体液中的酸性碱性物质主要来源于细胞内物质，在代谢中产生，但食物中也含有少量的

① http：//jk.10yan.com/yufang/48123.html.

酸性和碱性物质，在普通的膳食条件下，酸性物质产生的量远大于碱性物质。通常人们将人体体液的酸分为两类，一类是碳酸（葡萄糖、蛋白质、脂肪代谢后得到的产物是二氧化碳，二氧化碳和水结合形成碳酸），运动和代谢率增加时二氧化碳会显著增加；另一类是除碳酸之外的酸（也称固定酸），如蛋白质分解代谢产生的硫酸、磷酸、尿酸，糖发酵分解生成的甘油酸、丙酮酸和乳酸，等等。但固定酸与每天产生的碳酸相比要少得多。当然，在体内代谢过程中，除产生酸性物质外，也可产生碱性物质，但生成量与酸相比要小得多。

体液中酸碱平衡的调节机制：尽管机体在不断生成和摄取酸碱物质，但血液pH并不发生显著变化，这是由于体液中的缓冲系统可以减轻pH的显著变化，加上一系列的肺和肾调节的作用，人体得以保持酸碱的稳定性。“人体体液的酸碱平衡调节由四个方面来共同维持，但在作用的时间和强度上有区别：血液缓冲系统反应迅速，但缓冲作用不能持久；肺的调节作用效能最大，缓冲作用在30分钟达到最高峰（笔者按：说明有氧运动对于防止体液变酸的重要性，非酸性即体液弱碱性的人不会得癌症）；而细胞的缓冲作用较强，但3~4小时后才发挥作用；肾脏的调节作用较慢，常在数小时后才起作用，3~5天才达到高峰，对排出碳酸及保留碳酸氢钠具有重要作用。”[①]（笔者按：说明喝足够的弱碱性水多排尿对预防或治疗癌症是有好处的，尿黄是酸性物质多的体现。）“不管你的情况多么糟糕，

① 许良中. 糖与癌症. 抗癌，2004（2）.

哪怕只能活6个月，如果你能转变你的身体pH值使之呈弱碱性（pH7.35~7.45），你的癌症细胞就不会扩散，但是你想在很短的时间内改变是有难度的。不要过多地吃咸而辣的食物，不吃过热、过冷、过期及变质的食物；年老体弱或有某种疾病遗传基因者酌情吃一些防癌食品和含碱量高的碱性食品，保持良好的精神状态。例如水果、蔬菜以及豆制品、乳制品、菌类和海藻类等食物，含有较多的金属元素，代谢后会生成碱性氧化物，这些食物属于碱性。加强体育锻炼，增强体质，多在阳光下运动，多出汗可将体内酸性物质随汗液排出体外，避免形成酸性体质。”①

医学研究表明，所谓的现代文明病、富贵病，包括高血压、高血脂、糖尿病、肝炎、癌症、肠胃功能失调等，70%以上与人体的酸性体质有关，而癌症的体质更是100%酸性的。中国协和医科大学药物学专家何国疆教授认为，在正常的pH值条件下，体细胞和免疫细胞的活性较强并且有很大的抵抗力，一定量的癌细胞将被吞噬和消灭。他介绍说，有文献报道癌细胞周围的pH值为6.85~6.95，偏酸性，正常的pH值不利于癌细胞的生存和发展，而酸性条件利于癌细胞的生存，也利于癌细胞和血管壁接触分子结合发生转移。因此，他总结说：“酸碱失衡就会使癌细胞活跃起来。”

专家研究表明，体内酸性物质增多，会加重肝脏和肾脏负担，因为肝脏、肾脏是分解酸性物质的重要器官。②一般地说，

① 陈晓光. 论人体体液酸碱平衡的调节机制. 四川职业技术学院学报，2005（4）.

② 刘云梅，刘栋材，曾红华. 浅谈碱性体质与癌症. 内蒙古中医药，2013（4）.

肉类是酸性的，蔬菜和水果是碱性的，大米和面粉是酸性的，饮食上要酸碱平衡。酸的水果例如柠檬、橘子、番茄等也是碱性的。下面介绍几种排酸防癌方法。

（1）呼吸排酸防癌法。

适当运动。氧气通过肺部进入血液循环系统，氧化葡萄糖、蛋白质、脂肪，排出二氧化碳（CO_2）。二氧化碳是人体最大的酸毒之一，二氧化碳（CO_2）长期蓄积在体内可形成碳酸，当人体的酸碱平衡系统失效以后，人体血液呈酸性。适当运动而不应过度运动，运动员的寿命不是最长的，可能就与过度运动导致二氧化碳蓄积引起酸毒或过度运动导致细胞承受力差有关。

（2）喝弱碱性水多排尿排汗排酸防癌法。

根据研究，身体调节酸碱度的平衡系统还包括肾的调节：通过排出尿液（pH值多呈弱酸性）。不少人经常不喝水，排尿自然减少，身体排酸毒的能力自然降低。事实上，人体排出最主要的毒素是大小便排泄物，当然，排汗也是排酸的方法之一。

（3）音乐排闷排遣排酸方法。

在众多职业中，歌唱家是寿命最长的职业人群之一（邓丽君、张国荣、梅艳芳等是例外），原因与气的吐纳有关。歌唱时除排出二氧化碳酸毒外，还能运行舒展唱歌的“弱气功”。常以欢快音乐伴身的人精神更开朗，可以减少得癌症的几率。

建议：（1）适当多吃碱性食物和多喝弱碱性水，少喝酸性水或者不要长期饮用酸性水（例如纯净水和蒸馏水）。

（2）多听抒情的音乐，以抒发自己的情绪。

（3）日常生活应该倾向天然，人作为高等动物，应该恢复动物多动的特性。

第二十七计　防苦计

摘要：别苦坏细胞。睡眠要充足，不劳累过度，工作时间要控制；工作和生活都不能过度，营养要合理，别熬夜，特别是对着电脑熬夜。

（一）过度挨苦容易引发癌症吗

据报道，超90%的企业家处于“过劳”状态，工作时间经常超出十几小时，而有些人为提高效率，夜以继日地加班加点。香港某电影明星拍电影连续18个小时工作，结果连衣服都要人帮忙脱才能换。有报道说，中华民族是最勤劳的民族。笔者认为要科学勤劳，合理勤劳。在我国，休息日、国家法定节假日国内很多人还在继续拼搏，而一些发达国家的店铺却关门休息了，这种休息的作风和生活方式值得推广。五天工作制以后收入其实没有多大变化，而身体的变化可不一样，人们有更多的时间度假、旅游、走亲戚等，劳逸结合才是长寿之道。说到企业家癌症事件，恐怕没有比因患肠癌而将生命止于38岁的大富豪王均瑶更加出名了，据说家产有数十亿元；而国外最出名的恐怕是名列2012年世界第二富豪有“股神”之称的美国巴菲特先生（资产达3 400亿人民币），2012年9月才做完前列腺癌放射性治疗。幸亏前列腺癌是比较好治的癌症，估计当时他应该是处于比较容易治愈的癌症早期（因美国和日本等发达国家早期检查的比例比较高，而我国癌症一般检查出来的基本都是中晚期，失去了早期治疗的机会）。但万一巴菲特前列腺癌细胞没有被彻底杀灭，或者癌细胞无法全部检测到的话，一旦癌细胞发生转移，恐怕在美国也是不容易治疗的。委内瑞拉已故总统查韦斯就是癌细胞转移的典型之一，当时经古巴医生检查其已经痊愈，但不幸的是在几个月之后癌症就复发并很快病逝。

从成语“吃得苦中苦，方为人上人”到毛主席著名的“一不怕苦，二不怕死”，中国为了实现民族的伟大复兴，多少人以命（健康透支，榜样人物焦裕禄得肝癌，敬爱的周总理得的癌恐怕也是过度劳累导致的）来换个人、企业甚至国家的未来。将个人生死置之度外，在革命年代可能还有必要，但是在和平年代，国家或地方领导人应该从法治层面规定法定假期，身体健康可能关系到国家和地方的长治久安。我们经常看到美国哪个总统去度假的报道，而在国内几乎没有或很少看到国家或地方领导人去度假的报道。从近年广东地方政府官员的身体健康检查结果来看，厅级“高官”的健康隐忧很大，癌症比例不低。以苦为乐的人们不一定苦尽甘来，也有可能苦尽癌来，那就不值得了。据日本厚生省的一项调查显示：“70%猝死者在生前诉述有关头痛症状：在105名突发性脑溢血和86名脑血栓患者中发现，前一个月普遍存在头痛、眼痛和面部神经痛、头晕眼花、耳鸣、肩部酸痛、胸痛等现象。猝死发生前，一部分病人有自觉不适的症状，如头晕、乏力、肢体麻木、出汗、心悸、胸闷及心前区疼痛等，随即昏倒，意识丧失，两手及两臂乃至全身抽搐，双眼球向上翻，面色青紫或苍白。”[①]

（二）“连续9年中学生体能测试下降”说明什么

“连续9年中学生体能测试下降”的事实和新一代青少年喜欢高蛋白、高脂肪的饮食习惯和迷上电脑、缺少运动的现实，应该使我们想到，我们的国民以后的癌症发病率可能会更高。

第二十八计　防辣计

——太辣太烫会生癌吗

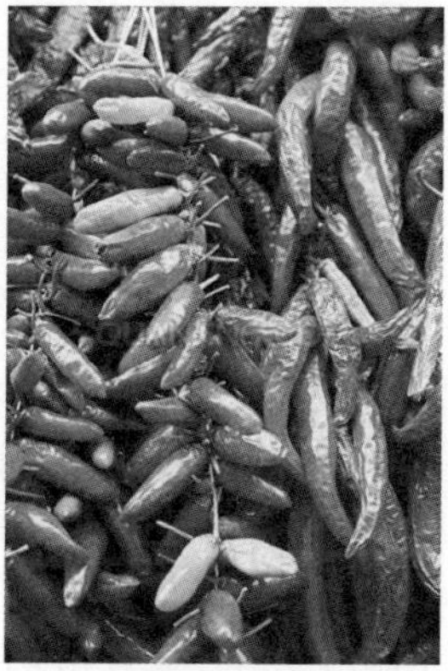

摘要：别辣坏细胞。不吃或少吃刺激性的食物或太辣、太烫、太硬的食物。有研究表明，过多的辣椒素会刺激胃肠黏膜，引起胃疼、腹痛，诱发胃肠疾病甚至癌症。

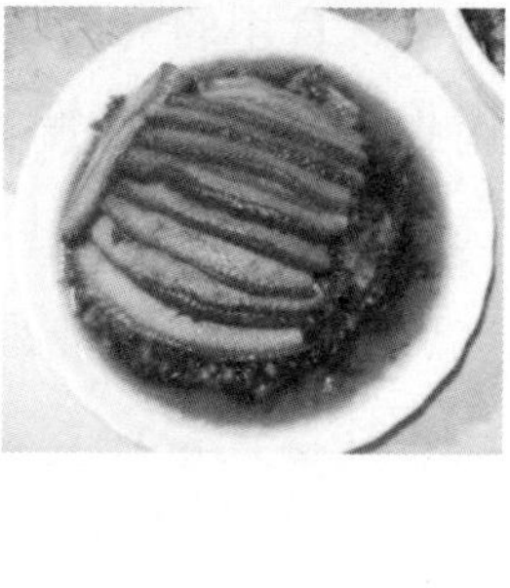

据报道，2009年重庆市的媒体报道称，重庆市癌症发病率高达174/10万，食辣使重庆变成癌症高发区。据来自墨西哥城的报道，该城3/4的胃癌患者与吃辣椒有关。笔者选择了220例胃癌患者和随机挑选作为对照组的752人进行分析，爱吃辣椒的人发生胃癌的危险要比对照组高5.5倍，进食大量辣椒者的发病率则

① http: //www.haodf.com/zhuanjiaguandian/guorenhong_173938.htm.

上升17倍。[1]

建议：适当吃辣椒据说可以预防癌症，因此，可适当进食辣的食物，但不能过辣或过多。

第二十九计　防咸计

——咸出癌症有何根据

摘要：别咸坏细胞。少盐，食物煮熟后再放盐。

“盐”多必失：吃盐过多还会引发癌症，恐怕很多人是不知道的。国际大奖麦格塞奖的获得者尚莎博士对公众发出警告，盐吃多了可能会引发癌症！世界卫生组织推荐，成年人每天盐分摄入量不超过5克（笔者注：但最低不应该少于3克），要跟所谓的“咸中得味”说再见。笔者建议，在煮菜已熟时或即将煮熟时再放盐有助于减少盐的摄入，有助于避免食盐摄入量的超标。过咸和过辣经过证实都是不利于身体健康的。

流行病学调查发现：胃癌、食管癌发病也与高血压、中风相似，与吃盐有密切关系。以前日本各地居民的胃癌的死亡率与经常食用的咸鱼和豆面酱的含盐量呈正相关关系。对中国河南省127个县市的调查发现，年均食盐销售量在8千克以上的地区，大都是食管癌、胃癌高发区；食盐销售量在5千克以下的地区，食管癌、胃癌发生率也相应偏低。美国、新西兰每天人均食盐摄入量10克，胃癌发病率也较低，而日本、芬兰以及

① http://www.360doc.com/content/11/1130/17/803759_168673862.shtml.

大多数东欧国家每人日均食盐摄入量12~15克，其胃癌发生率也较高。

盐致癌原因分析：高盐食物损害胃黏膜，长期食用高盐食物可引起慢性胃炎，且可刺激食管和胃黏膜，使亚硝氨类等致癌物容易侵及上皮细胞黏膜。亚硝酸盐会增加消化道肿瘤的风险，是得到公认的。有研究提示，摄入盐多的人群只要摄取适当的钾元素（水果中就含有大量的钾元素），平衡钠和钾，可以减少盐的副作用。虽然高盐有不少副作用，但并不是说盐越少越好，因为盐有一些神秘功能。美国F.巴特曼医学博士的说法是“盐让肾脏清除过量的酸性物质，盐是不可缺少的因素；盐有助于预防腿部静脉肿胀和曲张；盐是预防和治疗癌症不可或缺的物质。癌细胞可以被氧气杀死，假如水分供应充足，盐会扩大血液循环的范围，使血液到达身体各处，这样，血液的氧气和活性免疫细胞，就能够到达癌变的组织，并摧毁癌细胞……”①

当然，如果经常锻炼，容易出汗，就需要补充较多的盐。我们应根据实际需要保持膳食中盐和水的比例。

建议：煮菜时，菜熟或将熟再放盐；煲汤也一样。每天每人不要超6克盐（提醒：酱油甚至面条里也是含有盐的）；喜欢吃咸的人，应该多吃含钾的水果。

---

① 辣椒与胃癌. 中国肿瘤，1995（8）.

第三十计　防欲计

——欲望过度、想入非非的人容易生癌吗

摘要：别欲坏细胞。欲望要切合实际，不好的欲望要禁止，无欲的人更无癌。

欲望是与生俱来的，但是不好的欲望可令人烦闷，引起不舒服的情绪。古语有云，“人到无欲品自高”。消除不必要的欲念是养生防癌的方法之一，和尚除体力劳动、打坐静心外，六根清净也会让和尚少得癌症。无欲不是要人们放弃生存的本能，而是学会节制欲望；无求也不是说对事业不求进取，而是告诫人们要摆脱追名逐利的羁绊，保持一种清醒、警觉以及思想上、道德上的纯洁，不要做欲望的奴隶。

建议：要拥有正确合理科学的欲望，有时可参学和尚六根清净的思想，不要成为欲望的奴隶。

第三十一计　防烦计

——心烦意乱会伤害细胞，会生癌吗

摘要：别烦坏细胞。要有良好的心态，忘记烦心事，远离烦人噪音，通过适当旅游、运动、听音乐来减压。

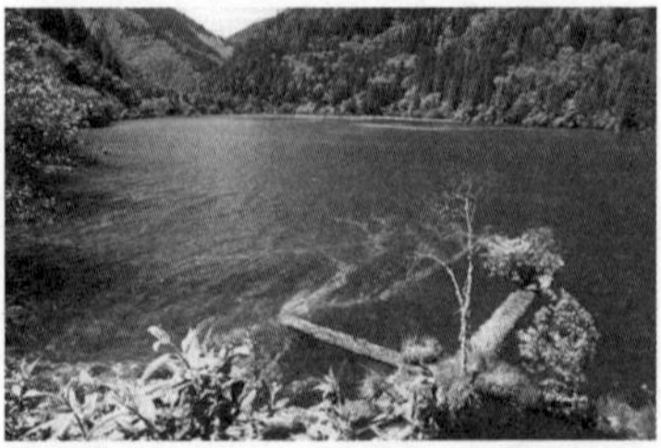

心烦意乱也会伤害细胞，要尽量少做伤害细胞的事情，从而减少癌变的机会。心情烦躁时，

找人倾诉、发发牢骚的人更少生癌。上海著名的何裕民医学专家、教授认为，宣泄情感是防癌抗癌的润滑剂。因此，笔者认为合理发泄是预防癌症的重要手段。笑和哭，发泄的功效是异曲同工的。

建议：抛开烦闷，让自己做心灵的主人。

第三十二计　防剩计

——晚婚晚育、不喂母乳容易生乳腺癌吗

摘要：别剩坏细胞。避免成为大龄剩女、丁克族和光棍族。

目前，乳腺癌已经成为全球女性第一大癌。在中国，女性的第一大癌虽然还是肺癌，但是乳腺癌的发展速度位于第二。有研究发现，母乳中的活性成分具有抗癌的作用，女性哺乳有助于乳腺管的疏通，减少乳腺癌的发生几率。事实上，没有经过哺乳过程疏通乳腺的高龄未婚女性和丁克一族更容易得乳腺癌。乳腺增生、乳腺癌等疾病频频侵袭现代女性，越来越多的临床案例显示，大龄剩女罹患乳房疾病的几率比同龄已婚女性要高出数倍。物极必反的是，女性太早性生活，也容易导致宫颈癌等疾病，这可能是女性未完全发育成熟的缘故吧。

建议：不要对另一半要求过高，适龄结婚和生育。

第三十三计　防烟熏计

摘要：别熏坏细胞。别再用香烟熏你的身体了，别让油烟熏坏你的肺部，吸进的空气要清洁。

（一）香烟、油烟和汽车黑烟最容易引发肺癌吗

（1）香烟问题：现在的女性流行香熏，而男性也喜欢“香”熏即“香烟熏人”。大量流行病学研究证实“吸烟是导致肺癌的首要危险因素，肺癌死亡有87%是由吸烟引起的。吸烟过程中可产生40多种致癌物质，这些致癌物质可通过不同的机制，导致支气管上皮细胞DNA的损害、某些癌基因的激活、抑癌基因的突变和失活、细胞遗传信息的转化癌变。”[①]

据WHO1990年报道：“烟草每年在全世界导致近300万人过早死亡，至50年代，大量资料表明，当时美国所有因癌症死亡的人中，约有30%是由吸烟引起的（DollPet，1951），而且男性肺癌90%是由吸烟引起的（Doll，1977）。此外，吸烟还与口腔癌、食管癌、胃癌、膀胱瘤（Bartseh，1989）、肾癌（La Veeehia，1990）、子宫颈癌（Wintersteen，1990）、卵巢癌（Kellberg，1988）、乳腺癌（Ch，i，1990）、鼻咽癌（Chen，1990）、胰腺癌（Farrow，1990）、肝癌（Hirayama，1989）、白血病（Sevoson，1990）等恶性肿瘤的发生密切相关。近年来，被动吸烟致癌的问题备受关注。1990年美国环境保护局报道，在美国，吸烟在非吸烟者中（笔者按：即“二手烟”）引

① http://health.dahe.cn/jbzs/fa/by/201108/t20110802_117088.html.

起肺癌的病例每年达3 000多个。”①

中央社2011年12月7日报道，英国最新发布的一项研究报告显示，逾四成的癌症患者因为生活习惯欠佳而患癌，这些习惯包括抽烟、喝酒及饮食不当等。

刊登在《英国癌症期刊》上的一份报告显示，“英国每年诊断出的13万癌症患者中，有近半数生活习惯太差，其中香烟是最大杀手，23%的男性及15.6%的女性都因为香烟而患癌。第二大杀手则是男性较少摄取新鲜蔬果及女性体重过重。负责进行这项研究的巴金教授指出，“许多人认为患癌是因为自己运气不好，或是体内有癌症基因，从研究调查结果来看，四成以上的癌症病例事实上都是可以避免的”。

巴金教授提出防癌建议：男性最重要的是戒烟，摄取更多的蔬果，同时减少饮用酒精饮料。女性要防癌最重要的也是戒烟，但同时要注意控制体重。研究显示，1/10的乳腺癌患者是因为过重。

报告同时显示，半数食道癌患者的致病原因是摄取的蔬果太少，另有1/5的患者是因为饮酒而致病。口腔癌及喉癌等癌症，也几乎都是由生活习惯太差而引起的。②

（二）为什么有人抽一辈子烟却不会得肺癌

为什么不吸烟者仍占肺癌患者10%~15%，就是说有些人不吸烟反而患上肺癌。中国南京医科大学公布了一项由长江学者

---

① 冯新为. 香烟与癌症. 肿瘤，1993（6）.

② 研究称逾四成癌症患者因习惯差？香烟系头号杀手. 中国新闻网，http：//www.chinanews.com/gj/2011/12-07/3515709.shtml.

特聘教授、南医大公共卫生学院院长沈洪兵领导的一项研究成果给出了上述现象的答案。该研究认为：“有肺癌易感基因的那部分人，即为肺癌易感人群。10个吸烟者中只有20%以下的人会患上肺癌，但由于肺癌患者十之八九都有吸烟史，因此，避免接触与肺癌相关的有害物质，才是最好的预防癌症的方法，不要吸烟，或戒烟，尽量不要吸入二手烟，避开污染的环境等，增加去医院定期检查的频度等。”①

目前大家一致认为，30%的癌症可归咎于吸烟，特别是肺癌、喉癌、口腔癌、食道癌，还有膀胱癌、胰腺癌和肾癌。我国“5个癌症就有1个肺癌”。我国著名的肿瘤研究专家王建炳和乔友林认为，中国人群中22%的癌症死亡归因于吸烟。吸烟是男性人群中主要的癌症死因，约占33%。据统计，我国每年新增的肺癌患者已超过50万，每年死于肺癌的人数超过40万，位居各类癌症之首。有理由相信，香烟与环境污染的协同作用令肺癌的发生率不断提高。据报道，某医院统计显示，在收治的1 000例肺癌病人中，发现80%是长期吸烟者，印证了“我国肺癌患者中约80%的男性、75%的女性为吸烟者，另外还有17%的患者为被动吸烟者”的说法。吸烟者在女性人群中占5%，相对较小；但女性的被动吸烟不容忽视，王建炳和乔友林一致认为，非吸烟女性中，11%的肺癌死亡归因于被动吸烟。

（2）厨房油烟和燃气污染问题：肺癌的发生还有两个是被大众忽略的因素——中国妇女的下厨率高和燃气排出率低。很

---

① http://www.haodf.com/zhuanjiaguandian/litian0328_393892887.htm.

多家庭和酒楼餐馆并不知道，冒烟的煮菜油其实几乎可以等同地沟油。与地沟油一样，油冒烟了再放菜可致癌。“很多家庭喜欢等油冒烟了再放菜，以为这样炒菜会更香，其实这时的油烟已经对身体有害了。这时的炒菜温度在200℃~300℃之间，产生的油烟中含有多种有害物质。”①

2013年3月3日，为回应方舟子的质疑，中国科学院院士钟南山表示，“肺癌的形成绝对是在10年前或者15年前开始形成的。当然与抽烟是有关系的，但是有多少是抽烟造成的，有多少是雾霾造成的，这个没有任何的根据，没有任何准确的数据”。笔者认为，虽然国内外目前没有准确的数据表明在肺癌的增加中抽烟和雾霾各自的贡献率，但是近30年肺癌的增长率达到465%的统计数据表明，抽烟不是唯一的原因。海宁市的乡镇肺癌发生率比市区要低，但是抽烟率却比市区要高的事实说明——空气污染严重的地区肺癌发生率高。在“八五”期间，我们曾对海宁市自然人群吸烟情况进行过抽样调查，“城市居民30岁以上人群吸烟率为38.21%，农村居民为42.37%”②。可以推理出，空气污染肯定是导致肺癌的重要因素。方舟子提出具体有多少雾霾的证据的质问，钟南山虽然因为采样等原因无法用具体数据回应方舟子的质疑，但这并不等于钟南山没有一点证据，他的证据恰恰是“大气污染是增加肺癌的重要原因”，这些在海宁市的肺癌发生率与大气污染的关系研究中得到了较

① http://www.99.com.cn/zhongliu/kays/318579.htm.

② 沈永洲，陈坤，沈高飞等. 海宁市自然人群吸烟状况与肺癌流行病学调查研究. 中华流行病学杂志，1996(5).

好的体现。如果仅仅拘泥于非要详细到雾霾的致癌率的证据，笔者认为，钟南山提出的看法更有利于提醒国人要注意大气污染对肺癌的影响。钟南山的提法会加快雾霾致癌率的研究，同时让各级政府重视生态文明建设，不再仅仅以GDP论英雄。如果非要说只有雾霾的致癌率数据才能证明雾霾的危害性，那么，到时将有更多的人因为大气污染而患上肺癌。例如，在抽烟是否会导致肺癌的研究中，是很难确定抽烟是否一定导致肺癌的，但是由80%的肺癌人群具有抽烟史，可以推断出肺癌与抽烟的关系。同样，我们根据环境污染的程度也可以推断出肺癌与空气污染的关系，并非一定要等到具体研究数据的报告出来才能确定两者的相关关系。国内数百个癌症村的出现直到现在才首次证实与水污染确实有关，这实在是太晚了。中国医学科学院肿瘤医院流行病学研究所乔友林团队研究认为，“癌症是多种危险因素共同作用的结果，目前环境污染引起的癌症死亡可能被低估了”。还有，笔者认为，面对汽车污染的严重性，在大城市和中小城市居民的出行中，应该强调产业的生态文明建设，电动自行车的发展理应得到更多国家政策的支持，不能因为发生率不多的电动自行车交通事故，就一概否定电动自行车在城市交通工具中的合法性（可以加强法规管理，例如，强制电动自行车的驾驶人戴头盔、考牌等），摩托车的污染导致的疾病和癌症数量不知要比电动自行车交通事故的死伤率要高多少倍！因此，从防癌的角度，笔者是举双手甚至双脚赞成在城市甚至大城市中设置专用的交通通道给电动自行车。笔者预测，只要大力地在全国发展绿色交通，那么癌症发生率就会降低；当然，如果采用传统的自行车，只要路程不太遥远，人民因此得到锻炼，癌症的发生率也会得到降低。

根据报道，欧洲的一些科学家对来自丹麦、瑞典和芬兰的44 788对双胞胎进行了研究，得出的结论是，在癌症的发病过程中环境因素和生活方式的选择比遗传因素的影响更大。事实上，除少数几种癌症（包括乳腺癌、直肠癌和前列腺癌）看上去遗传因素的影响很大外，其他多数是由生活方式和饮食习惯等引起的。

北京大学光华管理学院教授陈玉宇、清华大学经济管理学院教授李宏彬、美国麻省理工学院环境经济学教授格林斯通、以色列特拉维夫大学教授艾维共同撰写了题为“空气污染对预期寿命的长期影响：基于中国淮河取暖分界线的证据”的论文，原英文名为*Evidence on the impact of sustained exposure to air pollution on life expectancy from China's Huai River policy*，里面列举的数据非常耐人寻味，研究结果显示：“长期暴露于污染空气中，总悬浮颗粒物（TSP）每上升100微克/立方米，平均预期寿命将缩短3年。”淮北的总悬浮颗粒物比淮南高200微克/立方米，按照北方地区总悬浮颗粒物的水平，作者之一的格林斯通说：“在中国淮河以北的北方地区曾长期实行冬季居民取暖用煤分配政策，目前仍存在大量烧煤的状况。此种长期做法导致中国北方比南方空气污染程度高55%，而居民寿命缩短的幅度超过5.5年。”他们搜集了1981—2000年间中国淮河南北90座城市每日的总悬浮颗粒物浓度数据并通过中国疾病监控系统（DSP）数据计算了1991—2000年上述城市的各年龄段死亡率、预期寿命和死于心肺疾病的数据，具体如下：

中国1991—2000年数据（每10万人的预期死亡率）

	南方	北方
预期总死亡率	624.9	644.9
心脏病	108.7	147.7
肺癌	21.1	25.6
除肺癌以外的其他癌症	82.5	91.1
吸烟率（男）	0.692	0.718
吸烟率（女）	0.027	0.069

“有一些脆弱的人群，比如说有慢性病的人群，他们迁移到空气更好的城市是选择之一。”[①]这与笔者前面提到的“到空气好的地方居住或旅游可能可以逆转癌症的发生”的观点不谋而合。

笔者从以上数据可以看出，北方男性吸烟率是南方男性吸烟率的1.037倍。可是癌症发生率却是南方的1.21倍，说明北方的肺癌发生率还有其他因素影响，可推断这与环境有莫大关系，就是说，北方烧煤引起的颗粒物导致的大气污染比南方严重得多。

事实上，国内已经有“水疗”、“食疗”和“氧疗”的研究，黄稳胜等人撰写的《旅居巴马人员健康调查报告》的数据显示：到巴马后好转病例数据，体现出空气疗养和水疗、食疗

① 乔友林等. *Evidence on the impact of sustained exposure to air pollution on life expectancy from China's Huai River policy*, 美国国家科学院院刊网站, http://www.pnas.org/content/suppl/2013/07/03/1300018110.DCSupplemental/sapp.pdf.

的联同作用带来的健康好处。具体数据如下：

病情	高血压	咳嗽哮喘	疲劳酸痛	胸闷	头痛失眠	冠心病	糖尿病	胆石症	前列腺增生症	痛风
到巴马前	11	10	22	12	20	6	5	4	4	3
到巴马后	3	1	3	2	5	2	2	4	2	0

注：38名外地人到巴马县坡月村居住1个月以上的健康对比。水疗、食疗和氧疗是指喝巴马的健康小分子团水、吃巴马未受到污染的食物、呼吸清新的空气。

（3）大气污染问题：广东省气象部门首席专家吴兑认为，“灰霾将取代吸烟，成为肺癌致病头号杀手”。他和他的科研团队发现：“PM2.5的浓度增加之后的7~8年，肺癌死亡率就会上升。”[①]有研究称，PM2.5能直接进入肺泡，对肺的损害大且能导致肺癌。

（三）如何降低油烟污染引发的癌症

笔者是戴近视眼镜的，对于油烟有实验依据。笔者每次炒菜或煮菜以后，眼镜上都会蒙上很多小微粒的油滴。为降低油烟的影响，笔者开始采用新方法解决油烟污染问题：

①除开抽油烟机外，还得将厨房的排风扇一起打开。

②一定要在油冒烟之前放菜。

③热锅后放油前放一点蔬菜食物，边放油边搅拌炒或放油

① http://health.zjol.com.cn/05zjhealth/system/2013/05/06/019320667.shtml.

后迅速搅拌，紧接着，迅速再把其余大量的菜放进锅里炒。

④在蔬菜量大时，分两次炒，其好处是温度高，蔬菜维生素等营养损失少，味道也好；有专家指出，炒的菜的营养比煮的要高，因此急火快炒是好方法。

⑤备一碗水，当炒的温度即将过高时迅速洒水至锅中以降温减少油烟，根据需要由炒变煮或炆。

⑥为降低厨房燃气产生有毒物质的污染，通常在仅仅是煮菜（例如炒后再煮的蔬菜）没有什么油烟时也开排气扇。

同济大学肿瘤研究所周彩存教授2009年9月公布了一项研究结果——32%的女性烧菜喜欢采用高温来煎炸食物，同时关闭厨房门窗，厨房环境小所以油烟污染严重；还有25%的家庭厨房连着卧室，冬天炒菜时也很少打开窗户。研究指出："中国农村地区在无通风条件下室内燃煤，不完全燃烧所产生的烟雾含有大量多环芳香烃类致癌和致突变物质。室内燃煤估计与16%~20%的肺癌有关。"[①]可能有钱的家庭主妇干脆请保姆来做家务事以避免油烟，但她们如果同时缺乏运动，其得癌的机会可能会更多。

建议：

（1）空气污染严重的地区，例如广州、北京、上海的居民，要经常食用新鲜蔬菜和水果，尤其是富含维生素C者，对肺癌有预防作用。

（2）远离香烟和有汽车尾气的地方。

---

① http://www.hzguoguang.com/news_xx.asp?info_kind=002005&ID=1827.

第三十四计　防闷计

——闷闷不乐容易生癌吗

摘要：别闷坏细胞。要从容不迫，化闷为乐。

笑一笑，十年少。闷闷不乐，压抑身心，只会闷坏心情和细胞。

媒体曾经采访中国抗癌协会秘书长、教授张宗卫，具体内容如下：

主持人：突然的打击会对人的身体产生怎样的影响？有什么科学依据吗？

中国抗癌协会秘书长、教授张宗卫：澳大利亚有两位科学家做过一个小鼠实验，给实验鼠和对照鼠吃同样的食物，但是在食物中同样加入了等量的化学致癌物质，所不同的是实验鼠经常给予人为的恫吓。恫吓和干扰的方式可以是试验人员不定期地去敲打鼠笼，也可以不定期地在鼠笼周围放一只猫，而给对照鼠一个舒适安逸的环境，观察一段时间后发现实验鼠的肿瘤发生率要明显高于对照鼠。通过这个试验，两位科学家就推想到了人类，他们认为当今社会人类赖以生存的基本物质条件（空气、饮水、食物）相差无际，但是必须还要指出一点，社会发展到今天，在我们人类赖以生存的基本物质条件中已经不可避免地被某些致癌物质所污染，在这种情况下为什么有的人患癌而有的人不患癌，这个实验给了我们一个很大的启示——心境、心情、经历、生活事件可能起到了很重要的作用。[1]

① 张宗卫. 癌症与情绪有关系吗. 药物与人，2003（7）.

建议：多参加娱乐、体育和文化活动，多去旅游，多听音乐，多唱歌。

第三十五计　防抑计

——压抑感强的人更容易患上癌症吗

摘要：别抑坏细胞。抑制自己的情绪，紧张焦虑，不利于人免疫系统的修复，因此说，压抑感强的人更容易患上癌症。精神紧张，还可产生如神经功能紊乱、内分泌失调、血压持续升高等病变，从而导致某些器官、系统的疾病。

北京宣武医院胸外科主任支修益教授发现，在临床肺癌病人中接近一半的病人与长期的心情压抑、性格抑郁有关。白领因办公空气浑浊，运动少，饮食精致富含高脂肪、高蛋白、高能量，是容易患肺癌的群体。中国工程院院士钟南山也认为，心情郁闷易得癌症。他说："在人体健康的五大基石中，心理平衡最为重要，同时也是很多白领和企业家最难做到的。"他分析说："心理平衡之所以重要，是因为正常人体内每天都会产生3 000个癌细胞，而同时，在我们的身体里面，又有一些'自然杀伤细胞'专门负责对付癌细胞。"

有研究表明，一个人如果整天处在忧虑、惧怕、贪求等不良情绪中，体内"自然杀伤细胞"的作用就会下降20%以上，抵御肿瘤细胞的能力也就大大减小了。"因此很多孤独、忧虑、经常心情不好的人更容易得癌症。"

为此，钟南山告诫正在为事业"搏杀"的精英们，一定要学会保持心理平衡，要确立追求的目标，但不能对自己太过苛刻。在遇到挫折的时候，要从中寻找积极因素，从而达到新的心理平衡。①

建议：要设法减压，宣泄自己的情绪。时刻保持乐观、舒心状态。

第三十六计　防郁计

——泡脚或泡澡可预防癌症吗

摘要：别郁坏细胞。热水沐浴可以加快新陈代谢，消除疲劳，调整心理至舒适状态，防止疲劳症和抑郁症的发生。

有研究表明，采用热水泡脚、泡澡的沐浴方式，体力和心理疲劳消除得比较快，恢复得比较好，疲劳和抑郁症发生几率低，引发癌症的几率也大大降低。

建议：郁闷时要懂得消除不良心理情绪，可以采取泡澡、泡脚等方式解决。所谓“以浴解郁”，人郁闷时头部血流会淤滞，因此，有条件的人可以锻炼倒立或倒走，多运动，减郁闷，多看喜剧和相关的杂志，逛街散心，让心情开朗。

① http：//www.pharmnet.com.cn/health/2010/08/07/304357.html.

第二章　值得综合关注的几个防癌要点

一、如何多系统、全面地提高抵抗癌症的免疫力

每个人出生时，都拥有一位世界上最好的医生——免疫系统，它犹如一支训练有素的精锐部队，有效地预防和抵抗外敌“细菌与病毒”的入侵，保护我们肌体的健康。抗癌要实施多系统工程，包括：

（1）食物营养：均衡营养提高免疫力。物质装备（部队给养）——能量恢复系统。

（2）睡眠：睡眠提高免疫力。精神装备——疲劳恢复系统。

（3）运动：运动包括体育活动、体力劳动、家务劳动、步行运动、夫妻生活运动等，可以提高免疫力。（血液循环系统）

（4）减肥：无论是通过运动还是控制饮食进行减肥都有利于炎症的减少。

（5）水：加快新陈代谢。优质水提高免疫力。（微循环系统）

（6）阳光：晒太阳微循环运动。（微循环系统）

（7）婚姻：夫妻双方人体远红外线互相照射，结婚的人比终身不结婚的更长寿，幸福美满的婚姻其夫妻抗癌免疫力更强。（微循环系统和心理依靠系统、运动系统）

（8）沐浴：泡澡、泡脚微循环运动。（微循环系统）

（9）空气：优质空气提高免疫力。（呼吸系统）

（10）心情：优质心情提高免疫力。（心理愉悦系统）

（11）工作：愉快融洽的工作关系使免疫力更强，而智力、财力、自豪、自信又增加自身免疫力，例如香港原无线电视台老板“六叔”邵逸夫先生已经超100岁。（财务支持系统）

（12）休闲：适当减压提高免疫力。（压力放松系统）

（13）娱乐：适当娱乐提高免疫力。（精神恢复系统）

（14）旅游：旅游活动提高免疫力。（与自然交汇系统）

（15）居住环境：舒适、污染少的环境让人心情愉快，又能增加免疫力。（与自然交汇系统）

（16）社交：知己、朋友、亲戚等。（心理愉悦系统）

上述吃喝拉撒、旅游、玩乐，衣食住行等16个方面可以全面提高人体综合免疫力。

二、癌症可以发现的早期信号

既然早期癌症90%可以治愈，晚期癌症90%没法治愈，那么提前发现早期癌症的信号变得十分重要，具体可参考：

“身上有异常肿块，特别在头颈、乳房、腹部等处，不痛不痒，但逐渐增大需警惕；溃疡不愈，尤其在口唇、外阴等处，需及时检查；痣疣增大，在手心、足底等一些易摩擦部位的颜色出现很黑的痣，需请医生诊断；吃东西有阻塞感、胸闷，胸后骨有闷胀不适，需检查是否食管癌；痰中带血丝，无明显原因的两三周咳嗽不停，同时有吸烟史，需警惕是否患肺癌；食欲减退，上腹闷胀持续一个月以上，应检查胃、肝等部位是否有肿瘤；大便出血，排便习惯改变，常为大肠癌的早期表现；无痛血尿、排尿不畅，尤其是老年男性，应及时做肛指检查判断有无前列腺癌；鼻塞鼻血，声嘶头痛，鼻涕中带血丝，应重点检查是否患鼻咽癌；白带增多，异常出血，绝经期前后的妇女如有不规则阴道出血，应及时做妇科检查。”①

三、 哪些人少生癌

（一）醉毒辐忍（最毒妇人）

少酒的人少生癌；少吸进毒素的人少生癌；少辐射（特别是石材辐射和医疗辐射）的人少生癌；多释放发泄情绪的人少生癌。

（二）关紧睡房

少精神压力的人少生癌；少穿紧身衣服、文胸和袜的人少生癌；少失眠且睡眠充足的人少生癌；房事适当的人少生癌。

（三）坐怀补乱（坐怀不乱）

少坐多走的人少生癌；少怀恨在心多宽宏大量的人少生癌；少盲目补充雌激素、多清补的人少生癌；少夜班少熬夜少乱性的人少生癌。

---

① 孙丽红. 生了癌，怎么吃. 上海：上海科学技术出版社，2012.

（四）“哀”饿瘦身（挨饿瘦身）

少哀伤少悲戚的人少生癌；营养均衡的人少生癌；强壮的人少生癌；少肥胖、体重适中的人少生癌。

（五）怒“惑”“肿”烧（怒火中烧）

少大怒的人少生癌；少疑惑的人少生癌；少肿胀酸痛的人少生癌；少烧烤、少油炸的人少生癌。

（六）白开水炎（白开水咽）

适当晒太阳的人少生癌；少开空调（低温）的人少生癌；勤喝健康水的人少生癌；少发炎症或有炎症尽快治愈的人少生癌。

（七）甜酸苦辣

少甜食的人少生癌；多排酸毒（例如运动排二氧化碳）的人少生癌；少挨苦过度的人少生癌；少吃太辣太烫的人少生癌。

（八）咸欲“烦”“剩”（咸鱼翻生）

少食盐的人少生癌；少欲望过度的人少生癌；少烦恼、少烦闷的人少生癌；晚婚（即适龄）结婚生育的人少生癌。

（九）“熏”闷抑“郁”（心闷抑郁）

少香烟少油烟少废气熏的人少生癌；少闷闷不乐的人少生癌；少抑郁、少紧张的人少生癌；勤泡脚泡澡沐浴的人少生癌。

（十）其他

（1）均衡饮食。

常吃新鲜天然食物而不是依靠营养补充剂抗癌的人少生癌；喝酒不同时抽烟的人少生癌；少吃高脂肪（特别是肥猪肉）、高热量（如汉堡包、炸薯条）食物的人少生癌；少吃垃圾食物和焙烤、煎炸食物的人少生癌；少吃饼干的人少生癌；少吃含有食物添加剂和色素食物的人少生癌；少吃大热食物（例如狗肉）的人少生癌；多吃紫菜和大蒜的人少生癌；少便秘多润肠的人少生癌；少食物污染少水污染（如含氯水）的人少生癌；多吃维生素丰富的食物的人少生癌；母乳喂养的妇女少生癌；喝酒多吃莲藕解酒的人少生癌；少红肉多蔬菜的人少生癌；少红肉的人少生胰腺癌；多吃番茄红素食物（例如西红柿、西瓜、杏等）的人少生癌；吃红肉和腌制食物时多吃蔬菜和水果的人少生癌；吸烟或被动吸烟者多吃蔬菜、水果和富含胡萝卜素的食物的人少生肺癌；少吃夜宵的人少生胃癌和肠癌；适当多吃生大蒜的人少生胃癌；适当少吃盐、多吃含钾食物（如水果等）的人少生癌；少吃被切断的蔬菜的人少生癌；适当多吃香菇的人少生癌。

（2）抽烟人士和二手烟人群。

多吃蔬菜和水果的抽烟者少生癌（不抽烟更少生肺癌）；多喝杏仁汁的抽烟者少生癌。

（3）娱乐、游玩。

多听抒情动听或经典老歌的人少生癌；多唱歌跳舞的人少生癌；多娱乐、多游玩的人少生癌；多与亲朋聚会的人少生癌；工作太辛苦而多放松的人少生癌；常到优美环境旅游的人少生癌。

（4）环境与工作。

少用石材多用木材装修的人少生癌；少过度使用手机的人少生癌；少丰胸、少隆胸的人少生癌；自然睡醒的人少生癌；

住三楼以上非电梯楼的人少生癌（PM2.5更少，又得到锻炼）；住空气清新的郊外的人少生癌；少遭到空气废气污染的人少生癌；冲热水澡开抽风扇的人少生癌；用液化气煮汤也开排气扇的人少生癌；雾霾天气少到室外运动的人少生癌；少吃南方镉污染大米的人少生癌；少坐公交车多坐地铁的人少生癌（空气污染和噪音更小）；少量感冒适当提醒免疫系统的人少生癌；少点蚊香的人少生癌；少用消毒剂或洗衣粉洗衣服的人少生癌；少吃油烟的人少生癌；少坐电梯多走楼梯的人少生癌；少用电脑的人少生癌；少辞职的人少生癌（有研究说，多辞职可能会引发乳腺癌）。

（5）生活、饮食、心理与运动。

少开车多骑自行车的人少生癌；少到空气浑浊的商场购物场所的人少生癌；少憋大小便的人少生癌；少工作时间超标的人少生癌；少强忍疾病的人少生癌；不贪污不腐化堕落的人少生癌；不包“小三”的人少生癌；洗碗不用化学洗洁精的人少生癌；少染或不染头发的人少生癌；少拉很黄的尿的人少生癌；少拉很臭的大便的人少生癌；少吃化肥农药（蔬菜在煮之前先泡泡水）的人少生癌；少吃动物性激素和动物内脏（因胆固醇高）的人少生癌；少吃火腿肉、香肠等有添加剂和防腐剂食物的人少生癌；少吃火锅、麻辣烫的人少生癌；少接触抽烟的人或不与烟民结婚的人少生癌；少吃劣质快餐含地沟油食物的人少生癌；少到光化学烟雾多的城市居住的人少生癌；防止楼下油烟串味到自己厨房且排出油烟的人少生癌；少喝烈酒或限制性地喝红酒、低度酒的人少生癌；少吃西药和具有致癌作用的某些中药的人少生癌；少去垃圾场或将垃圾桶、袋盖好包好的人少生癌；关掉厨房微波炉开关的人少生癌（虽然不使用，但电源未断的仍有15%辐射）；少到汽车用户超多的城市居住的人少生癌；少饮或食用含浓烈漂白粉味的自来水的人少生癌；少购买交通要道旁边的噪音大的住宅居住的人少生癌；不到或少到人际关系不好的单位上班的人少生癌；不吃或少吃带病毒的野生动物的人少生癌；炒菜锅擦得很干净的人少生癌；炒菜锅少冒烟或不冒烟的人少生癌。

不吃或少吃存放时间久的食物（如霉变花生或花生油）的人少生癌；多洗久放的大米（担忧霉变）的人少生癌；洁身自爱，不惹上梅毒、艾滋病病毒、冰毒的人少生癌；经常开抽风扇排出家庭或单位电器污染的人少生癌；每天开窗排出房间气体污染的人少生癌；不用或少用化学性的化妆品或洗涤剂（如含有化学品味的洗发水等）的人少生癌；厕所勤开抽风扇和少用清洁剂芳香剂除味的人少生癌；没有非法竞争和违法犯罪的人少生癌；没有或少用非面纸（指优质纸）拧鼻涕的人少生癌；少用纸杯或塑料杯饮水的人少生癌；少用微波炉加热塑料盒食物的（最好用陶瓷的）人少生癌；不长期喝或很少喝、食用纯净水或蒸馏水的人少生癌；少用化学臭丸的人少生癌；少放塑料饭勺到热电饭锅内的人少生癌；少穿散发浓烈泡沫味的鞋的人少生癌；少穿化学皮革的鞋的人少生癌；少暴饮暴食的人少生癌；饮食起居有规律的人少生癌；少佩戴镀镍、铬的合金首饰的人少生癌；少吃含重金属食物（大米、水或海产品等）的人少生癌；少吃含铝箔包装的食物特别是内置带液体的咸食的人少生癌；少吃铝易拉罐饮料的人少生癌；嘴嚼食物次数多的人少生癌；口水多过茶的人（指能分泌更多唾液的人）可能更少生癌；少觉得自己丑陋或自信心足够的人少生癌；少看过多悲伤情节电视或电影的人少生癌；蹲着大便的人少生癌（因为这样锻炼了身体尤其是脚筋）；勤干擦背至发热的人少生癌；勤运动（散步、走路、跑步、倒立等）勤呼吸的人少生癌；勤排汗的人少生癌；少夜宵的人少生癌；经常吃早餐的人少生癌；少体重（不是太瘦）的人少生癌；经常在绿色大自然中劳作或旅游、散步的人少生癌；适当少量感冒锻炼了抗癌部队（免疫系统）的人少生癌；吃蜂王浆或红葡萄酒对抗电器辐射的人少生癌；少吃槟榔的人少生口腔癌；多吃无污染的海带的人少生癌；吃了咸鱼或香肠后多吃蔬菜补充维生素的人少生癌；少身体肿胀的人少生癌；少吃肉多吃蔬菜的（比例要合理）人少生癌；食欲好的人少生癌；适当多吃玉米粥、小麦饭的人少生癌；少喝水质可能引发基因突变的水（例如纯净水、蒸馏水）的人少生癌；吃饭八分饱的人少生癌。

（6）睡眠与作息规律。

作息规律的人少生癌；有午睡习惯的人少生癌；吃饭有规律的人少生癌；上班有规律的人少生癌；运动有规律的人少生癌。

（7）家庭与爱情。

多天伦之乐的人少生癌；多亲昵儿女的人少生癌；受到后辈孝顺的人少生癌；常走亲戚的人少生癌；夫妻感情好的人少生癌；家庭和谐、爱情甜蜜的人少生癌；少夫妻关系紧张的人少生癌；少失恋、少失婚的人少生癌；少用避孕套（多用子宫帽避孕）的女性少生乳腺癌；丈夫无包皮垢的女性少生宫颈癌；有夫或妻陪伴的人少生癌。

（8）中医体质。

①少燥红体质者（长期以来内热较重，性情急躁，心烦失眠、大便秘结、小便黄少、舌质红，舌苔或少或无，整个人体的新陈代谢呈病理性亢进）少得癌，就是说，为防止燥红体质，不吃或很少吃狗肉的人少生癌。

②少晦涩体质者（存在长期、深层次的抑郁，体内微循环常有障碍，临床上可见其面色晦暗，体内常有不明原因的固定部位的隐痛，舌质呈青紫色或见瘀点）少生癌。

③少酸性体质者（人体内的pH值经常低于7.35，就称为酸性体质）少生癌。

④少过敏体质者（易患过敏性疾病，常出现哮喘、荨麻疹、食物过敏或其他变态反应性疾病）少生癌。

⑤少气虚体质者（鼻咽癌的敏感体质）少生癌。

⑥少肾阳虚肾阴虚者少生癌，少肺阳虚肺阴虚者少生癌。

（9）医学。

少伤肾的人少生癌；懂科学补肾的人少生癌；懂得分清楚是肾阴虚（吃其他凉茶无效的“上火”）还是肾阳虚（表现为尿频、体冷等）的人少生癌；少发炎的人少生癌（科学消炎：一般感冒不需要使用抗生素；妇科炎可以使用天然的疗法例如三氧疗法，降低药物的毒性。）

四、哪些人容易生癌

（一）没有管住以下“口”的人容易生癌

包括：第1个“口”是用来吃饭吃菜的口；第2个“口”是用来吸烟的口；第3个“口”是用来喝酒、喝水、喝饮料、喝奶、喝茶的口。管好这三个“口”可以预防超过50%以上的癌症。第4个“口”是运动时辅助“呼吸”的口；第5个“口”是破口大“骂”的口（两个口）；第6个“口”是“衰”老的口；第7个“口”是“哀”伤过度的口；第8~11个“口”是用来品尝五味“甜、苦、咸、欲”（它们都有一个口）；第12个“口”是“睡”眠不足的口（睡字也有三个口）；第13个是疑“惑”的口（惑字也有一个口）；第14个“口”是用来“晒”太阳的口（晒字也有两个口）；第15~16个“口”是“乱”（三班倒）和“开”（开空调时间过长、开汽车过长、开电脑过长、娱乐时间过长例如熬夜唱歌夜生活等）；第17个“口”是“浴”（沐浴方式）。

（二）因为下面原因导致身体排酸不足的人容易生癌

空气清新不足（含吸烟导致氧气吸入不足）；饮食均衡度不足（食物混搭不足、食物新鲜度不足，例如，蔬菜不足、水果不足、谷豆不足、粗粮不足——导致植物营养素不足、维生素不足、矿物质不足）；茶与水不足；水质健康不足导致排尿不足；运动不足；呼吸不足导致肺活量不足；吸入氧气不足；排汗不足；血液循环不足（血气不足）；脂肪酶分泌不足导致脂肪代谢不足；内分泌不足；人体老化导致新陈代谢不足；抗炎症和抗病毒能力不足；睡眠不足或休息休闲不足导致免疫力不足；听力不足（听到的不够悦耳动听）；心肝脾肺肾阳不足（亏损）；气量不足；娱乐不足；怡情不足；阳光不足或过量；生物钟正常度不足；排大小便不足；担忧名利不足；防护措施不足（艾滋病毒容易引发多种癌）；情绪发泄不足；担忧烟酒不足；减压不足；吃自家饭的次数不足；旅游不足；逛街不足；室内通气不足；亲昵或陪伴家人小孩的时间不足；享受天伦之乐不足；逸乐不足；乐趣不足；社交友谊不足；精神不足；穷人金钱不足；富人运动不足等。上述不足将引起身体排酸不足，从而引发癌症发生。

五、具有家族遗传性癌症基因的人怎么预防癌症

总而言之，种不好（遗传基因不好）、吃不好（没有吃均衡）、喝不好（健康的水没有喝足够）、玩不好、乐不好、处不好（家庭亲戚朋友人际关系不和谐）、睡不好、思不好（欲望、心理和情绪不好）、晒不好（晒太阳太少）、吸不好（吸进香烟、油烟、废气等）、听不好（音乐抒情度不够或悲伤度太高）、休不好（休闲时间不够）、穿不好（衣服或文胸穿得太紧）、拉不好（大便很臭等，便秘导致毒素无法排出）、撒不好（小便很黄）、工作不好（太辛苦）、爱不好（离婚困扰、剩男或剩女）、病不好（特别是炎症没有治疗好）、浴不好（沐浴没有让身体足够放松，或血液循环不足）的人更容易患上癌症。

对于基因不好引起的诸如家族性遗传癌症风险，现在一般

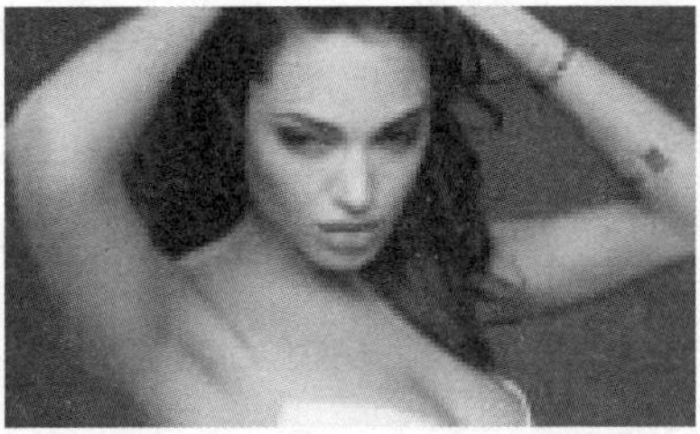

通过基因工程改造或改变生活习惯、饮食习惯诸如与上一辈癌症亲人不同的生活方式（部分专家认为，家族性癌症其实不是由遗传引起的，更多的是因共同生活而形成的相同生活习惯、饮食习惯引起的。笔者认为，这可能是遗传与共同生活习惯共同作用的结果，家族遗传性癌症的人要按本书建议的36条进行预防）来降低这一风险。据报道，好莱坞知名女星安吉丽娜·朱莉（Angelina Jolie）已经接受预防性的双乳房切除手术，以降低罹癌风险。除基因预防外，对于有癌症家族遗传性的人士更要预防污染物和致癌物的接触。

防癌于未然是预防癌症的最高境界，除以上众多建议外，还建议大家在阳光、空气、水、饮食、运动、心理、智商、精神、气度、医学等方面全面预防癌症（36计）。

六、2011年、2012年世界各国人均预期寿命排行前十名的长寿特征分析

从所显示的数据所得，人均寿命前十名的几乎全是沿海国家或与大海距离小于50公里的国家。仅瑞士为内陆国，但瑞士经济发达，没有经过第一和第二次世界大战的洗礼，环境优美且生活富裕，国民休闲，生活比较丰富。以下为相关情况及分析。

（一）2011年世界各国人均预期寿命排行榜

2011年人均预期寿命排名前十名的国家和地区以及中国的排名

排名	国家	人均预期寿命（岁）	排名	国家	人均预期寿命（岁）
1	日本	83.4	7	以色列	81.6
2	中国香港	82.8	8	法国	81.5
3	瑞士	82.3	9	瑞典	81.4
4	澳大利亚	81.9	10	西班牙	81.4
5	意大利	81.9	83	中国	73.5
6	冰岛	81.8			

（二）2012年世界预期寿命最长的十个国家

从世界范围的总人口来看，平均寿命为67.59岁。其中：

第一名：摩纳哥。平均期望寿命：89.68岁。国民生活非常富足，政府大量投资的公共卫生健康医疗机构，健全发达。以地中海风格为主的饮食、非常放松的休闲生活和清新空气等优美的岛国环境有助于提高免疫力。

第二名：中国澳门地区。平均期望寿命：84.43岁。地区经济繁荣，政府把收入的70%用于公共健康医疗事业，澳门的旅游业非常发达，居民懂得享受休闲的生活。

第三名：日本。平均期望寿命：83.91岁。生活富足，以新鲜蔬菜、米饭和鱼肉为主食的日本人，肥胖症患者的比例十分低。多鱼少肉降低中风及心脏病的发病率，相对优美的环境和日本人喜欢散步的习惯更有利于长寿。

第四名：新加坡。平均期望寿命：83.75岁。生活富足，饮食以米饭和各种新鲜蔬菜为主，环境整洁优美。通过立法严格限制抽烟区域，保证居民呼吸到更清新的空气。

第五名：圣马力诺。平均期望寿命：83.07岁。生活富有，圣马力诺的主要工商业是银行业和旅游业，居民懂得休闲地生活。

第六名：安道尔共和国。平均期望寿命：82.50岁。生活富足，得天独厚的自然环境让居民乐于享受户外远足和滑雪活动。空气新鲜清新，有助于减压和降低心血管疾病的发生率，绝大多数人能够享受高质量的医疗保健服务。

第七名：格恩西岛。平均期望寿命：82.24岁。生活很富足，环境优美，国人能享受到较好的医疗保健服务。

第八名：中国香港地区。平均期望寿命：82.12岁。生活水平比较高，饮食以米饭、蔬菜和豆腐为主，居民心态积极，肥胖症患者的比例也较低。

第九名：澳大利亚。平均期望寿命：81.90岁。生活富足，吸烟者和肥胖症人群的比例相对较低。

第十名：意大利。平均期望寿命：81.86岁。生活相对富有，地中海风格的饮食被认为能够降低各种疾病发作的可能性，橄榄油中的抗氧化剂和红酒（两种意大利人常见的饮食）以及低盐饮食能降低心脑血管疾病的发生率。

第九十五名：中国，74.84岁。

第二百一十九名：南非，49.41岁。

（三）2011年、2012年世界最长寿国家居民长寿原因分析

它们几乎都具有“生活富足，旅游业相对发达、懂得休闲地生活，沿海或十分近海，环境相对优美，以多蔬菜少肉类的地中海饮食方式或以米饭、蔬菜为主食，肥胖人士比例低，政

府投入公共医疗服务资金比例高”等共同特征。

（四）2011年、2012年世界十大最长寿国家与十大癌症发生率国家的关系

2011年第八长寿国法国的癌症发生率曾经排行世界第三；2012年第二长寿地区中国香港癌症发生率在2010年时也达到较高的370/10万，也是比较靠前的；2012年第六长寿国冰岛的癌症发生率曾经排行世界第六位；美国的寿命虽然排得不前，但其癌症发生率却高达451/10万；再以中国最长寿的上海市为例，其癌症发生率排在中国第一。以上说明：人均越长寿的国家或地区，癌症的发生率相对就越高。这些国家癌症多发生在以老年人为主的群体中，证明身体老化、代谢机能减退是癌症发生的主要原因，而癌症年轻化主要是由生活方式不健康、缺乏运动和精神压力等原因造成的。

七、有哪些世界先进的治疗癌症新技术

（1）美国“纳米导弹”：将硅石用金包裹，注射进体内，在身体外用红外线发射致纳米金发热达到50℃。在小白鼠实验中可100%杀死白鼠的肺癌细胞，现进入临床试验。（其原理为热死癌细胞，但人的大脑无法承受42℃以上的温度，癌细胞转移到头部后容易复发。）

笔者分析：人的头脑无法承受高温度，为癌细胞转移和复发埋下伏笔。

（2）各国的癌症疫苗研制：目前除宫颈癌疫苗有效外，其他已有的疫苗治疗的有效率很低。

（3）日本东北大学和神户学院大学研究人员开发出一种在中子射线照射下可发出伽马射线并杀灭周围癌细胞的化合物。他们选用能高效放出伽马射线的钆元素，令钆与一种亲水的物质在“超临界水”中发生反应。“超临界水”指水的温度和压强升高到374.3℃和220个标准大气压以上时形成的一种介于液态和气态中间状态的水，反应生成的化合物粒子直径约为40nm，这样的尺寸使其无法进入正常细胞，却可以钻进癌细胞等异常细胞，在中子射线照射下，化合物粒子发出伽马射线并杀死其“宿主”癌细胞。报道说，日本现已进行动物实验。

笔者分析：细胞内进行杀灭，效果将不错，但这种技术费用应该很高，且存在某些癌细胞无法进入的现象。

（4）德国柏林“沙里特”临床医院尝试借助磁体治疗癌症，并在动物实验中取得了较好的疗效。据俄罗斯《科学与生活》月刊最新一期报道，这家医院研究人员利用磁体治疗癌症的做法是：将一些极其细小的氧化铁纳米微粒注入患者的癌瘤里，然后将患者置于可变的磁场中。由于受磁场的影响，患者癌瘤里的氧化铁微粒升温到45℃~47℃，这一温度足以烧毁癌瘤细胞。报道称，这种治疗癌症的方法在老鼠身上进行了实验获得成功，下一步将用于人体实验。

笔者分析：烧死癌细胞的方法都存在无法解决人头部承受温度的问题，转移和复发无可避免。

（5）美国科研人员研制出一种高效的分子“开关”，能够可逆控制哺乳动物基因的开启和关闭。控制基因的表达水平，将对生物学过程和疾病相关基因的研究的精确度提高到一个更高的水平。相关内容刊登于最近的*Cell*杂志上。

相关内容："用这种开关技术可以控制一个在发育晚期表达的目的基因。"研究人员说，"你会希望能够在发育的关键阶段将其关闭，在另一阶段将其打开。而现有技术无法实现将其完全关闭，除非将此基因彻底敲除。"

（6）中国：内辐射治癌用玻璃微球（第一完成单位：同济大学）。该项目研制的内辐射治癌用可生物降解的含钇–90或磷–32的玻璃微球，能顺利地栓塞在目标器官中，有效地杀伤癌细胞，在治疗肝癌、胃癌、胰腺癌和子宫癌等各类临床试验中取得了明显的疗效。根据海外报道，内辐射微球治疗晚期肝癌患者，三年的生存率达50%以上。经评审鉴定，该项技术达到国际先进水平。

笔者分析：无纳米开关，残存体内的微球会伤害正常细胞，可能引发新癌症。

（7）"中国抗癌纳米核导弹"：又称开门见"炮"（阿尔法核POWER）技术。

八、"中国抗癌纳米核导弹"

"中国抗癌纳米核导弹"：一种可望彻底防止癌细胞转移和复发的内辐射纳米微球与药物（"抗癌纳米核导弹"），又称开门见"炮"（阿尔法核POWER）技术。由广州市番禺区火龙药品技术开发部研究开发，可有

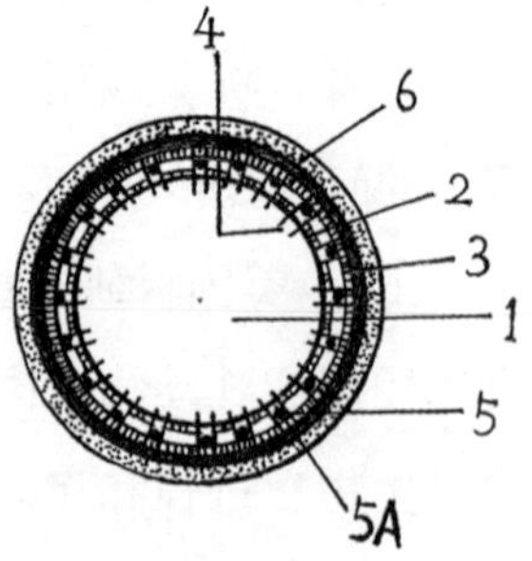

效地杀伤癌细胞，又尽量避免伤害正常细胞。右为“抗癌纳米核导弹”图。

由于目前在中国90%的癌在5年内会复发，复发后一般无法可全治，因此，解决复发问题是治愈癌症的关键。

该“导弹”治疗癌症和防止癌复发的机理是：

以化学自组装的仅4 μm的“抗癌纳米核导弹”，通过注射随血液循环到全身（含大脑髓质）的毛细血管，面对面杀癌，防止癌细胞通过血液和淋巴管等渠道潜伏或转移引起复发。由

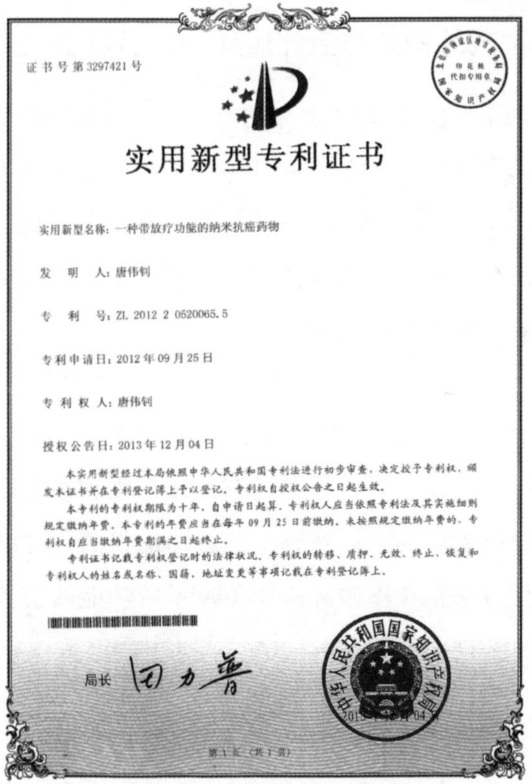

证书号第3297421号

实用新型专利证书

实用新型名称：一种带放疗功能的纳米抗癌药物

发 明 人：唐伟钊

专 利 号：ZL 2012 2 0520065.5

专利申请日：2012年09月25日

专 利 权 人：唐伟钊

授权公告日：2013年12月04日

本实用新型经过本局依照中华人民共和国专利法进行初步审查，决定授予专利权，颁发本证书并在专利登记簿上予以登记。专利权自授权公告之日起生效。

本专利的专利权期限为十年，自申请日起算。专利权人应当依照专利法及其实施细则规定缴纳年费。本专利的年费应当在每年09月25日前缴纳。未按照规定缴纳年费的，专利权自应当缴纳年费期满之日起终止。

专利证书记载专利权登记时的法律状况。专利权的转移、质押、无效、终止、恢复和专利权人的姓名或名称、国籍、地址变更等事项记载在专利登记簿上。

局长 田力普

中华人民共和国国家知识产权局

第1页（共1页）

“抗癌纳米核导弹”专利证

金箔防辐射层包覆的“核导弹”，在正常细胞损伤到DNA可修复时及时关闭“核导弹”表面的（智能）纳米阀门，在正常细胞修复好（避免引发新的癌症）再次打开（智能）纳米阀门，以后再重复操作多次，直至智能辐射将癌细胞100%杀死（当中需要提高杀灭癌细胞的敏感性和配合绿色疗法提高机体功能），达到目前全球唯一可彻底防止癌细胞复发的普遍效果。此技术已获中国国家知识产权局专利授权，但缺乏巨资支撑，需要国家和社会共同支持。

九、国内外预防与治疗癌症的前沿信息

（1）靶向治疗药物让生存期更长：在不治疗的情况下，晚期肺癌患者的中位生存期仅4~5个月，标准化疗可将生存期延长至9个月，而EGFR抑制剂能将生存期延长至2 年。此外，靶向治疗药物通常是口服药，其毒性低于化疗药物，因此接受该类药物治疗的患者的生活质量更佳。

（2）生物疗法：肿瘤生物治疗技术是在实验室中应用高端生物技术对杀癌免疫细胞如NK细胞、K细胞、B细胞、T细胞等进行大量的活化培养，使其具有高效识别和杀灭癌细胞的能力，再回输患者体内，以达到治疗肿瘤的目的，抑制癌细胞的转移。这种方法是在不破坏机体免疫系统功能的前提下，实现治疗肿瘤的目的。

（3）绿色疗法：中医为主的方法，辅之以一些热疗和三氧疗法等。

（4）放疗新设备：质子刀（Proton Therapy）。质子疗法也

叫质子刀，是放射治疗的一种。它比普通的放射疗法更有针对性，当质子到达癌细胞的特定部位时，速度突然降低并停止，释放最大能量，形成“定点爆破”将癌细胞杀死，同时有效地保护正常组织。质子治疗的适应证比较广泛，对脑部良恶性肿瘤、脊髓肿瘤、脑血管疾病、头颈部肿瘤、眼部病变、胸腹部科肿瘤、儿科肿瘤以及其他疾病等均有良好疗效。

（5）靶向治疗法：所有肺腺癌患者应检测基因，5%~10%的吸烟肺腺癌患者基因检测阳性，因此能从靶向治疗中获益。

（6）结直肠癌某亚型已经被证实与肥胖和活动不足相关，建议我国结直肠癌高发区特别是位列结直肠癌发病率全国第一的广州市内居民经常到空气好的地方锻炼；同时，别吃太好太精，多吃蔬菜，多吃粗粮，少油腻饮食，少吃精制的面食、面包、糕点。

（7）香港中文大学威尔士亲王医院的Siew C. Ng博士及其同事报告称，“与中国健康成人的同胞相比，中国结直肠癌患者的无症状兄弟姐妹发生晚期结直肠肿瘤的风险增加2倍，发生任何结直肠腺瘤的风险增加1倍”。因此，建议结直肠肿瘤患者的无症状同胞应该接受筛查。

（8）加拿大多伦多全球卫生研究中心的Prabhat Jha博士撰文指出：与从不吸烟者相比，目前吸烟的男性和女性的生存时间分别会缩短12年和11年。

（9）白人女性乳腺癌患者2002—2008年5年生存率为92%，而黑人女性患者为78%；白人结肠癌患者5年生存率为66%，而黑人患者为55%。

第三章　抗癌食物

水果和蔬菜，是维生素A和维生素C的良好来源。在日本一项对26万人的调查发现，β-胡萝卜素的摄入量低会造成肺癌发生的高风险。但有研究显示，抽烟者通过补充营养剂的方式增加β-胡萝卜素的摄入，反而提高了肺癌的发生率，其他对抽烟者直肠癌、胃癌、前列腺癌和子宫颈癌的研究也得出了同样的结果。可见，抽烟者补充营养剂对防癌不一定有效。

一、苦瓜、马蹄可以防治癌症吗

（一）苦瓜

苦瓜有清热解毒、明目祛暑、清肝降火的作用。梁海泉、董少青、蒋先华、姚中文撰文认为，“苦瓜可以治疗癌症”[①]。

美国科罗拉多大学癌症中心癌症防治计划主持人、药学与制药科学教授拉杰许·阿加尔瓦尔表示，“三年前进行培养皿实验时发现，苦瓜萃取物可以抑制乳癌细胞。研究结果发现，苦瓜会干扰癌细胞代谢葡萄糖，让癌细胞没有食物可吃，癌细胞失去能量，就会迈向死亡之路。此外，苦瓜还能调节胰脏β细

① 梁海泉，董少青，蒋先华，姚中文. 苦瓜能防治癌症. 北方园艺，1990（3）.

胞分泌胰岛素。研究人员发现，老鼠食用苦瓜汁后，患胰腺癌的几率减少了60%”[①]。许多亚洲国家的人都有吃苦瓜的习惯，笔者认为，这可能是亚洲人患乳腺癌的数量比欧美少的原因。也有专家认为，苦瓜炒肉片，肉不要太肥，可作为菜肴吃，适合前列腺癌患者。

（二）马蹄（又称荸荠）

现代科学研究表明，荸荠含大量的维生素C，可抗癌，尤其对肺部、食管和乳腺的癌肿有防治作用。

二、西兰花等蔬菜可以预防乳腺癌等癌症吗

（一）西兰花

西兰花有显著的抗癌功效，菜花含维生素C较多，比大白菜、番茄、芹菜都高，在防治胃癌、直肠癌及乳腺癌方面效果尤佳。

（二）芦笋

芦笋对治淋巴结癌、膀胱癌、肺癌和皮肤癌有极好的疗效。

（三）番茄

番茄红素是一种重要的类胡萝卜素。研究显示“其具有抗癌作用，尤其是抗前列腺癌、乳腺癌及一些其他癌症的效果引人关注。”[②]

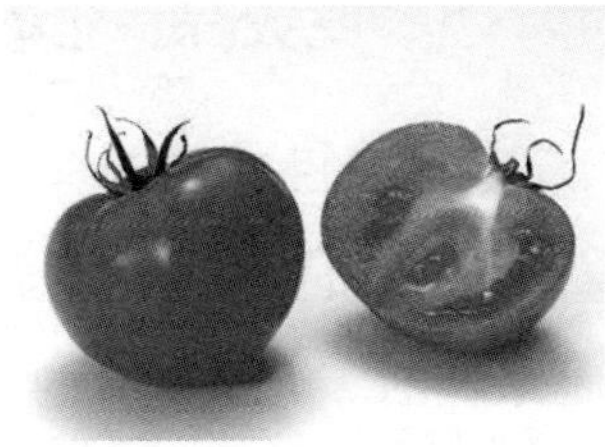

① 中国中医药报，http：//www.chinadaily.com.cn/zy/ws/114/201303/86680.html.

② 张庆英. 番茄红素与癌症预防. 国外医学（卫生学分册），2000（4）.

（四）青葱、洋葱、熟大蒜

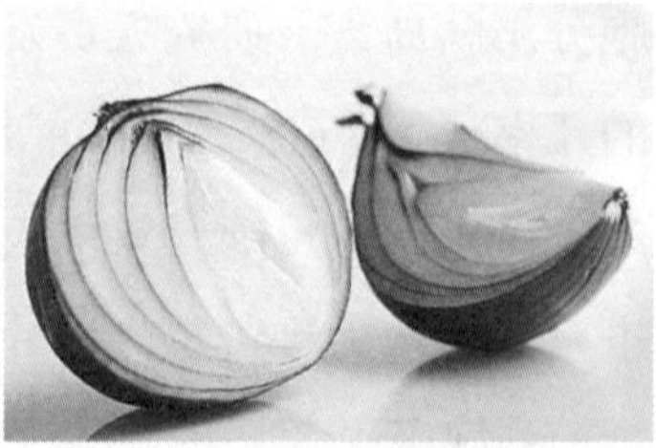

据《全国癌症研究所杂志》月刊说："科学家调查发现，吃熟大蒜和洋葱可能大大降低患胃癌的危险。美国全国癌症研究所、北京癌症研究所和其他研究所的研究人员，在山东访问了685名胃癌病人和1 131名无癌的人。他们发现，吃熟大蒜和洋葱最多的人，比吃熟大蒜和洋葱最少的人患胃癌率低40%。"①

"洋葱和熟大蒜能预防造成肿瘤生长的基因损伤。熟大蒜尤其利于预防结肠癌，可降低结肠癌的70%风险。熟大蒜最好生吃，切碎放置10~15分钟后吃效果最好，熟食效果不好。"②国外学者研究发现，"含多量硫化合物的蔬菜，如青葱、洋葱、熟大蒜等，具有减轻或避免人体组织细胞膜及基因受损伤的功能，从而抵御致癌物的侵袭"。国内也有研究报道，"10年前经常进食葱蒜类食品的妇女患乳腺癌的危险性约为其他妇女的1/2，即降低了约一半"③。

三、吃大蒜、韭菜、十字花植物等可以预防胃癌吗

（一）生大蒜

调查表明，那些烹调中大量使用大蒜的地区胃癌的发生率是最低的。大蒜含有的含硫化合物，能够帮助解毒和处理自由

① 大蒜、洋葱防胃癌. 江苏中医，1989（6）.

② http://food.rayli.com.cn/2002/2010-04-11/L2002004_696522_1.html.

③ 孙丽红，何裕民. 生了癌，怎么吃. 上海：上海科学技术出版社，2012.

基。多吃大蒜可能对胃癌有防护作用。经调查发现，我国胃癌低发区山东省是大蒜的产区，当地人们就有生吃大蒜的饮食习惯。

大蒜可降低胃癌的发生率和死亡率。在中国山东省，不食生蒜的栖霞县人，其胃癌死亡率是喜欢食生蒜的苍山县人的12倍。实验还证实，大蒜可以降低或消除致癌物在体内的活性，促使肿瘤细胞凋亡、坏死、分化。因此，大蒜可以明显抑制由各种化学致癌物所引起的癌症，例如乳腺癌、皮肤癌、肝癌、肺癌、食管癌、结肠癌、食道癌等等。①

大蒜可防胃癌是因为大蒜中的主要有效成分是大蒜素，它可降低体内致癌物形成。但大蒜必须生吃才有预防胃癌的作用，熟吃或是腌制食用效果都不好。

大蒜中富含硒、锗，能预防胃癌、食道癌、大肠癌、乳腺癌等多种癌症。大蒜素有“天然抗生素”的美称，笔者近段时间因为慢性胃炎问题，吃了一些胃药，但效果不怎么明显，改用生大蒜后效果显著。具体吃法是，将大蒜用刀切或削成小片装或粒装，并放置碗内，在空气氧化10~15分钟（目的是发挥大蒜素的效用）后，再将温水倒进碗中，混合后如同喝粥一样服食。这种方法适合怕辣的人士，既省钱又有效。当然，具体治疗胃炎的方法，最后还是要结合医生的意见。由于幽门螺杆菌的发展会导致慢性胃炎的久治不愈，会引发胃癌；因此杀灭和治愈引起80%慢性胃炎的幽门螺杆菌（Hp）十分重要。目前国内已经有医生开展

① http://wenwen.soso.com/z/q175359162.htm.

了利用大蒜这种“天然抗生素”的治疗研究，认为“大蒜具有很强的抗菌消炎作用，尤其是对消化道的细菌，其抗菌、消炎作用更为明显，被人们称为‘地里生长的抗生素’”。

以下是山东省菏泽市市立医院韩凤云在《大蒜在治疗幽门螺杆菌感染中的作用》中的研究数据：

大蒜在治疗幽门螺杆菌感染中（Hp）的作用

组别	带Hp人数	Hp根除人数	Hp根除率
三联疗法组	55	45	81.82%
大蒜组	55	43	78.18%
三联疗法+大蒜联合治疗组	55	51	92.73%

研究得出的结论如下：对三联疗法耐药的Hp感染者应继续用大蒜治疗，运用这种方法，又使5例病人Hp被根除。可见“大蒜对Hp的根除作用与三联疗法等效，与三联疗法联合应用有协同作用，对已耐药的Hp仍有抑制作用”[①]。笔者以自身治疗慢性胃炎的经验与大家分享一下：饭后吃大蒜胃痛一周内即消失，期间也间隔配合青霉素等药物的治疗，连续1月左右初见成效，现在正处于巩固阶段，效果不错。也就是说，根据韩凤云对大蒜治疗Hp感染的研究结果，仅仅用大蒜治疗1个月，就有超过近8成的因Hp感染导致慢性胃炎的患者避免发展成为胃癌患者。要知道，我国的慢性胃炎患者很多，胃癌的发生率上升速度非常快，胃癌在我国癌症的发生率排列第二位，而因Hp感染

① 韩凤云. 大蒜在治疗幽门螺杆菌感染中的作用. 中华腹部疾病杂志，2006（2）：89~90.

导致的慢性胃炎引发的病例几乎占了80%。由于慢性胃炎久治不愈容易导致胃癌，所以，低成本且高效的大蒜疗法（适当结合三联疗法更佳）是防止胃癌的重要方法和手段之一，值得在全国推广和普及。

（二）韭菜

韭菜对一些癌症有负面效果，包括前列腺癌、肾癌、膀胱癌、肝癌、卵巢癌等。从中医理论角度来说，“韭菜是‘热性’的食物，具有壮阳的作用，故建议谨慎食用”（摘自《生了癌，怎么吃》）。虽然生癌人士要慎吃韭菜；但非癌人士例如肾虚人士可以适当多吃。另外，韭菜是除油腻的良菜，可起到“刮肠”般的洗肠效果，理论上可以预防大肠癌。

（三）十字花科植物

十字花科植物包括白菜类、甘蓝类、芥菜类、萝卜类、水生蔬菜类（莲藕、菱、莼菜、茭白、水芹、慈姑、荸荠等）；也包括常见的西兰花、卷心菜、椰菜花和芽甘蓝等。常吃这些蔬菜可减少胃癌、乳腺癌和肠癌的发生率。

卷心菜：在多数蔬菜中，卷心菜所含的抗癌物质特别多，可抑制各阶段的肿瘤生长。它们能抑制造成肿瘤生长的基因活性，预防健康基因受损，降低“胆怯”细胞的生长能力。芽甘蓝和椰菜尤其有益健康。丹麦、英国和芬兰的一些独立研究显示：“少量椰菜（每天100克）就足以降低前列腺癌和肺癌的风险。芽甘蓝还富含钙、钠、磷和铁。”①

① http: //food.rayli.com.cn/2002/2010-04-11/L2002004_696522.html.

“WO2006017904-A1合用十字花科Cruciferous植物、辣椒属植物及它们分离精制的化学成分［如莱菔硫烷（sulforaphane）和辣椒素类（capsaicinoid）］可以治疗癌症，它们抑制体内与肿瘤有关的NADH氧化酶（tNOX），对癌细胞生长有选择性抑制作用，最终导致癌细胞凋亡。十字花科植物与辣椒属植物合用产生协同作用的实验表明：在相同浓度下，合用花椰菜幼芽和辣椒粉对tNOX及细胞培养的活性比单独使用花椰菜幼芽或辣椒粉的活性要高出2~5倍。[①]

那些具有防癌作用的抗氧化剂，例如维生素A、β-胡萝卜素、维生素C、维生素E、硒等的防癌作用在10年前就已经得到证实，但由于没有得到国民的重视，导致未能将我国癌症发生率降低。

（四）香菇

据说，捷克波希米亚深山里的樵夫由于经常吃野香菇而从不患感冒与癌症。据研究，香菇会在人体内产生干扰素，从而抵抗一些病毒的合成。日本有报道说，老鼠感染病毒后，一般情况下1周内就会全部死亡。若在感染病毒前1周，先喂以香菇液，则有60%~70%的老鼠可以存活。

“癌症是对人类威胁最大，使人产生恐惧感最强，几乎属‘不治之症’而被医学界判为‘死刑’之病。为了降服这一病魔，许多药物学家醉心于在大自然苦苦探索，寻找治疗癌症的克星，从中发现食用菌中的香菇是其中的佼佼者。”[②]

---

① 陈蕙芳. 十字花科植物与辣椒属植物合用治疗癌症. 现代药物与临床，2007（2）.

② 李义德. 香菇是癌症的克星. 中国食用菌，1987（6）.

“新加坡国立大学医学院研究人员经研究发现，食用香菇多醣体7天的实验鼠接受癌细胞注射后，95%的肿瘤被抑制；而已患癌症的实验鼠食用香菇多醣体后，其肿瘤缩小85%。通过此实验说明，香菇有很好的防癌功效。”①

（五）番薯叶

“番薯在抗癌中名列第一，在凉血、清热方面有很好的作用，理应列入抗癌的‘王品’，被香港人誉称为‘蔬菜皇后’。番薯有生津润燥、健脾宽肠、养血止血、通乳汁、补中益气、通便等功效。地瓜叶是中国长寿县（现改为长寿区）一带广西巴马县常食蔬菜之一，故名‘长寿菜’。联合国亚洲蔬菜研究发展中心的一份《抗氧化蔬菜报告》表明，地瓜叶名列十大抗氧化蔬菜前列。”②“红薯叶有提高免疫力、止血、降糖、解毒、防治夜盲症等保健功能。经常食用有预防便秘、保护视力的作用，还能保持皮肤细腻、延缓衰老。红薯叶胡萝卜素含量甚至高于胡萝卜。”③大家应该明白一个道理，常通便的人少生癌。难道癌也怕臭？我的理解是，肠臭会引发体内酸毒，癌细胞喜欢酸性环境，因此，在另外一种意义上，通便其实就是排酸，就是预防癌症。

① http：//zhongyi.ifeng.com/gongjingai/gjazmb/233593.shtml.

② http：//www.6eat.com/Baike/MaterialShow/2010/8/166594.htm.

③ http：//www.120ask.com/yybjk/30/30968082.htm.

四、养蜂业的人罹患癌症的比率最低说明什么

蜂王浆抗癌作用的发现和被人重视起源于一份来自德国的调查资料。调查显示，在各种职业中，养蜂业的人罹患癌症的比率最低，只有0.036%（笔者注：即36/10万）。随后大量动物实验和临床实践也都证明了蜂王浆在癌症治疗方面的卓越功效。加拿大多伦多大学与安大略农业大学的教授曾用2年时间在1 000只小鼠身上做了大规模的蜂王浆防癌实验，他们将小鼠分为两组，一组只注射癌细胞，另一组注射蜂王浆与癌细胞的混合液。结果发现第一组小鼠体内癌细胞迅速增殖，14天内小鼠全部死亡；而第二组小鼠的癌细胞没有增殖，小鼠都活了12个月以上。法国的贝鲁贝费博士经实验发现，如果将蜂王浆注射到已患癌症的小鼠身上，充其量只能缓和癌细胞的蔓延，但无法防止癌细胞的成长。

以上实验表明，蜂王浆只能起到抑制癌细胞繁衍的作用，但不能杀死癌细胞、根除癌症。养蜂业的人罹患癌症的比率最低说明蜂王浆确实可抑制癌细胞的繁衍。

尽管如此，在恶性肿瘤的治疗中，国内外的临床研究者都认为蜂王浆是一种良好的辅助治疗剂。

另外，蜂王浆有很强的抗辐射作用。原德意志民主共和国应用辐射研究所的研究人员曾用蜂王浆对经过X–射线治疗的病人进行每周1~3次的注射，每次10mg，结果发现病人不再有X–射线治疗的后遗症，并且食欲增加，血球蛋白恢复正常。①

① http//health.enorth.com.cn/system/2003/07/14/000596120.shtml.

蜂王浆不仅被认为是妇女补虚的圣品，还被研究人员认定为治疗癌症的圣品。“蜂乳又叫蜂王浆，成药名称为蜂乳精、蜂王浆针剂、蜂皇精片、王浆蜜等。它是蜜蜂口腺的分泌物（上腭腺也分泌部分生物激素参与蜂乳组成）……”①

五、大豆和牛奶可以预防乳腺癌吗

（1）大豆。

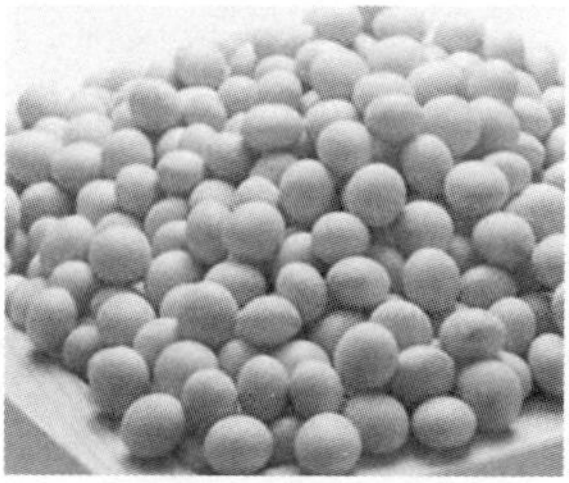

在中国和日本，将豆制品作为大部分蛋白质来源的妇女的乳腺癌发生率较低，这一结果已在动物实验中得到证实。“上海女性健康研究在全球首次证实大豆制品除对于乳腺癌有效外，还对肺癌有积极影响：2013年3月25日发表的上海女性健康研究最新数据首次表明多摄入豆制品可提高肺癌生存率，对于女性肺癌患者，平素多摄入豆制品有助提高生存率。研究发现：每日大豆摄入量达20g以上对肺癌患者的保护作用最高。大豆中的异黄酮是植物雌激素，是一种天然的选择性雌激素受体调节剂。”②含有黄豆成分的酱油在东方饮食中使用量比较大，亚洲人患乳腺癌的比例比欧美的低得多，有人认为这也归功于黄豆中的异黄酮。由于酱油普遍含有焦糖色素（有致癌风险，可乐中也有焦糖色素），因此，酱油摄入要适量。补充大豆，

① 瞿守睦. 蜂王浆治癌症. 中国养蜂，1979（2）.

② 医师报，http://www.elseviermed.cn/journal/hot/More_intake_of_soy_products_can_improve_the_lung_cancer_survival.

以天然的为最佳，豆类对肠道有好处，却会加重肾脏负担，肾癌病人不宜多吃。

大豆实验的相关数据如下：

①大豆异黄酮对乳腺癌作用的动物实验。

观察大豆异黄酮对动物乳腺肿瘤的影响，结果显示以DMBA诱导的乳腺癌，患者腹腔注射大豆异黄酮可显著延缓乳腺癌的潜伏期。

②临床试验及流行病学调查。

Lee等对生活在新加坡的中国女性进行了膳食与乳腺癌的病例对照研究，结果发现大豆对经期前妇女乳腺癌发生有显著预防作用。

③大豆异黄酮对更年期妇女症状及性激素的影响（大豆异黄酮对绝经期妇女性激素和症状的影响）。

经过研究得出如下结论：大豆作为大豆异黄酮的唯一膳食来源，可能与中国、日本相对低发乳腺癌有关，日本人血浆中黄酮水平比西方人高7～100倍。[①]

（2）牛奶。

“一杯牛奶，强壮一个民族！”——在营养不良的时代，或许这样的口号很有必要。但随着西式饮食方式的流行，原来经常喝牛奶的日本冲绳岛居民的平均寿命由世界第一，降到了第二十六，其罪魁祸首应该就是西方化的膳食。在中国，特别是城市人，牛奶与补钙相关联。但牛奶具有黏性，喝多了对胃

---

① 大豆异黄酮与乳腺癌的研究发展，http：//www.med66.com/html/2005/12/hu554511561115215002244 8.html.

可能不好，国民应该多喝一些富含有益菌的牛奶或酸奶，有助于肠胃的消化和吸收。由于我国人均消费牛奶的数量在世界上还处于很低的水平，连温总理都说“我的梦想是每个小孩每天可以喝一斤的牛奶”。因此从补钙的角度，国民适当增加牛奶的消费是有助于健康的。问题是现在国内的奶粉和牛奶业发展过程中出现一些诸如抗生素超标、雌激素滥用等现象，所以，国人对普通品质牛奶的消费要有所控制，在大品牌也会出现质量问题的条件下，最好还是选择多种方式补钙，而不单纯依赖于牛奶。

其实，很多蔬菜（例如白菜）的含钙量很高，国民普遍不知道含钙高的食物种类很多，给小孩的补钙方式应该多样化，这样更有利于预防癌症。

六、喝酸奶、吃芝麻和葵花籽等可以降低癌症的发生率吗

（1）酸奶。

活菌酸奶中有嗜酸乳酸菌或双歧杆菌，有助于消化吸收，可以减慢直肠肿瘤的生长，因此常喝酸奶的人直肠癌的发生率低于不喝酸奶的人。经常喝酸奶还能增加钙的摄入量，当钙的摄入量每天增加2 000毫克时，直肠中不正常的细胞分化速度也会减慢。当然，喝脱脂酸奶效果更好。

（2）芝麻和葵花籽。

芝麻和葵花籽富含硒、维生素E、钙和锌，每天吃一汤匙种子食品，可以让你的抗氧化能力保持在最好的状态。

（3）蓝莓和西兰花。

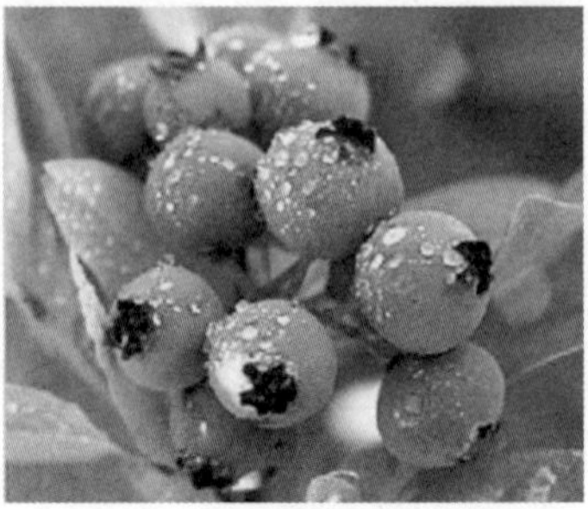

人们普遍认为，蓝莓（右）和西兰花等食物可促进健康和对抗癌症，但获得诺贝尔生理学和医学奖的美国知名分子生物学家詹姆斯·沃森表示，除非科学家们重新研究抗氧化剂的作用，其中包括维生素丸以及蓝莓和西兰花等食物，否则许多癌症的治疗方法仍然令人难以捉摸。他认为，自由基不仅有利于控制病变细胞，而且在研制许多治疗癌症的药物以及放射疗法方面起着关键的作用。

笔者了解到，采用三氧进入血液变为自由基的方法杀癌也是一种较环保的方法。笔者建议，不要盲目过度地补充一些人工的具抗氧化作用的营养剂。

（4）咖啡。

虽然咖啡总是背负骂名，但是肿瘤专家却愿意为它正名。研究人员发现，每天喝咖啡因饮品可减缓16%的癌症生长。医生建议，每天喝咖啡可预防前列腺癌。每天3~4杯咖啡可降低24%的结肠癌风险。想要预防宫颈癌的女性每天需要喝2杯咖啡。但是，有研究显示，喝咖啡可能会略增大患乳腺癌和肺癌的风险，关于这点，目前尚没有统一观点。有专家相信，“癌症不是由饮料本身引起，而是一些伴随的习惯，如吃糖和吸烟”[①]。

① http://food.rayli.com.cn/2002/2010-04-11/L2002004_696522_8.html.

（5）维生素A。

研究表明，维生素A的两个代谢产物，13–顺式视黄酸和反式视黄酸都是强抗癌剂。而β–胡萝卜素可以转化成维生素A，它同样也具有抗癌作用。富含胡萝卜素的食物有：菠菜、西瓜、南瓜、胡萝卜、白薯、韭菜、小白菜、青蒜等。

（6）维生素C。

诺贝尔奖获得者莱纳斯·鲍林和癌症研究专家伊旺·喀麦隆在20世纪60年代首次论证了维生素C惊人的抗癌特性。他们给那些癌症晚期的患者每天服用10克维生素C，结果表明，这些病人比那些未服用维生素C的病人多活了4倍的时间。作为抗氧化剂，维生素C可以消除一些引发癌症的物质，例如亚硝胺，可以用来预防胃癌和鼻咽癌、肠癌的发生。

建议：吃了咸鱼、酸菜等腌制食物或腊肠的，可以大量吃蔬菜（含维生素C）以中和或消除亚硝胺等致癌物。

（7）维生素D。

科学家经长期研究发现，每天服用维生素D能把罹患乳腺癌、结肠癌和卵巢癌的风险降低一半。

（8）维生素E。

维生素E具备一定的抗氧化作用，与维生素C不同之处在于它是脂溶性维生素，大量存在于未精炼的玉米油、葵花子、花生、芝麻、豆类、金枪鱼、沙丁鱼、三文鱼、甘薯等食物当中。

（9）硒。

近20年来，大批科学家参与了硒与癌症的关系的调查研究，结果表明硒的水平与膀胱癌、大脑癌、食道癌、肺癌、头颈癌、卵巢癌、胰腺癌、甲状腺癌、胃癌、前列腺癌、结肠癌、乳腺癌等癌症及癌前病变的危险因素呈负相关。研究发现，“胃癌患者血清硒含量明显低于对照组，在印度进行的一项研究表明，乳腺癌患者血清硒的浓度明显低于对照组，在生理浓度内，硒每升高一个单位，乳腺癌的患病风险就降低7%。来自美国哈佛大学的一项研究显示：硒状况低于1/5人群患前列腺癌的可能性为硒状况高于1/5人群的3倍”①。但也有乳腺癌与低硒无关的报道。

硒是人体必需微量元素，硒是公认的抗癌元素，根据调查研究发现，硒的低摄入量与肝癌风险有很强的相关性。

硒是几乎唯一被美国食品药品管理局（FDA）罕有地认可为“可能降低某些癌症的风险”的元素。

“流行病学调查表明，土壤硒含量、谷物硒含量，食物硒摄入量及人体血硒水平与多种癌症发病率（死亡率）呈负相关。动物实验证实，适量硒具有抑癌抗癌作用。硒抗癌机理研究及人群干预实验进一步说明硒与癌症关系密切。”②

“硒与癌的关系证实具有一个长期、曲折的历史。本世纪初，曾有一时提倡用高剂量硒治疗血液恶性癌变，但1943年的一项研究证实高剂量硒可诱导实验动物发生肝硬化和肝细胞肿瘤。但更好的实验和更广泛的研究表明，硒极少而不是更多地诱致肿瘤。最近，Combs总结了自1949年起发表的55篇研究报告，其中有49项研究发现硒抑制癌。但硒是否防止癌的问题尚

① http：//wenku.baidu.com/view/ffa3701f7cd184254b3535c0.html.

② 陈以水，熊红. 硒与癌症. 广东微量元素科学，2002（10）.

未有最终结论。”[①]再看看含硒量较高的食物枸杞子的作用研究：“枸杞子为茄科植物宁夏枸杞Lycium baxbamm L的干燥成熟果实，现代临床上广泛用于抗衰老、抗肿瘤、保肝、增强免疫力等。”[②]

据报道，国外有专家对过千例癌症患者进行了长达13年大规模对照实验，每日补充200μg硒，癌症死亡率下降了50%，癌症总发病率下降了37%。其中前列腺癌发病率下降63%，结肠癌发病率下降58%，肺癌发病率下降46%。令人对硒的抗癌性刮目相看。目前，在癌症治疗中，增加硒的摄入量已经成为一种常规的辅助治疗手段。根据巴马长寿村的调查研究发现，广西巴马长寿老人血液中硒的含量是普通人的3~6倍。

（10）钙和维生素D。

“早在10年前，美国和加拿大的一些学者通过大量流行病学调查发现，钙的摄取量与结肠癌的发病率呈负相关，钙摄入量越少结肠癌发病率越高。此项研究引起了人们对钙与癌症关系的关注。日本一位学者通过动物实验发现，钙对癌症的发病率有明显抑制作用。”[③]

同时，研究表明“高水平的维生素D和钙的摄入能够显著降低女性患乳腺癌的风险”[④]。

---

① 杨哲. 硒与癌症. 国外医学情报，1988（23）.

② 张晓宇. 枸杞子抗癌作用及临床研究概述. 职业与健康，2007（18）.

③ 吕群. 钙与癌症. 医学文选，1997（5）.

④ 王慧等. 关于维生素D和钙的摄入量对女性乳腺癌风险关系. 中科院上海生命科学研究院营养所.

（11）锌。

锌是一种微量元素，除了维生素、硒之外，还有锌参加人体的代谢。锌含有二百多种酶，缺乏锌，代谢会发生异常。

（12）海带。

海带的中药名叫“昆布”。海带具有降低胆固醇和脂肪堆积的作用，更具有疏肝理气的功效，能促进毒素快速排出。有研究发现海带可以预防乳腺癌和甲状腺肿瘤，笔者认为这可能与海带富含碘有关。海带中的海藻酸钠与具致癌作用的锶、镉有很强的结合能力，并将它们排出体外。湖南和江西的受镉污染流入广东的大米事件以及南方大米镉的含量高于北方等现象，导致有专家认为这与广东的鼻咽癌高发可能有关。笔者认为，鼻咽癌高发区的居民可以适当多吃一些没有受到重金属污染的海带加以预防。有研究还发现，海带可选择性杀灭或抑制肠道内能够产生致癌物的细菌，所含的纤维还能促进胆汁酸和胆固醇的排出。一批美国医学考察人员到一个白血病高发区的放射性矿区进行调查，结果发现“该区白血病发病率有了明显下降。原来该矿区地处内陆，甲状腺肿发病严重，为了防止该病，当地居民近年来掀起了食海带热，结果不仅治愈了甲状腺肿，还出人意料地治愈了白血病”①。

日本研究发现，海带提取物对各种癌细胞有直接抑制作用。日本山本教授通过实验得出结论，“吃海带可以预防、治疗癌症”②。山本教授把癌细胞移植到老鼠体内，并把这些老鼠

① 海带能防治癌症. 湖南水产，1990（2）.

② 海带可以预防、治疗癌症. 浙江科技简报，1983（4）.

分为两部分，其中的一半投以海带制剂，另一半按常规方法饲养。过了一个星期，没服用海带制剂的老鼠死去了；然而，服用海带制剂的老鼠存活时间则长久得多。

（13）红酒。

据报道，2009年4月，在丹佛举行的美国癌症研究协会第100届年会公布了一项研究结果，确认红酒为抗癌食品，此外还肯定了葡萄柚汁、核桃的抗癌作用。事实也证明，有地中海式饮食习惯的人比较长寿，他们经常饮用红葡萄酒。

研究发现红酒无助预防乳腺癌。喝适量红酒对身体有许多健康益处，但对女性预防乳腺癌而言，红酒是有害物质。这是美国弗雷德·哈钦森癌症研究中心的最新研究发现。

这项研究的第一作者波利·纽科姆说："以前一些研究曾显示，红酒有助预防心脏病和前列腺癌等，但我领导的研究小组发现，红酒并不能帮助预防乳腺癌。"①

孙丽红博士在何裕民教授的指导下，在博士研学期间，对上海地区发病率较高的六种常见癌症（肺癌、肝癌、胃癌、大肠癌、乳腺癌和胰腺癌）与饮食的关系进行了调查研究，显示出不同种类的食物与肿瘤的发生、发展有密切的关系。研究发现，蔬菜和水果确实是这六种肿瘤的保护性因素。

有病例对照研究显示，男性和女性的蔬菜、水果消耗量均和结直肠癌风险呈负相关。饮食习惯的调查发现，新鲜蔬菜

---

① 研究发现红酒无助预防乳腺癌，美国《癌症流行病学、生物标志和预防》（*Cancer Epidemiology Biomarker and Prevention*）杂志，http：//news.sciencenet.cn/htmlnews/2009/3/217110.html

和水果是降低男性肺癌发生的保护性因素，而腌肉、油煎食物和辣椒则会增加女性患肺癌的风险；与此相反，水果、绿叶蔬菜、维生素A对女性的保护性更强。多数流行病学研究支持："经常食用新鲜蔬菜和水果，尤其是富含维生素C者，对肺癌的发病有保护作用。"[①]

七、饮食与各种癌症有什么关系

（1）乳腺癌。

乳腺癌发生率与高脂肪、高热量饮食呈正相关，还被证明与空气污染有关。

建议：少吃猪肉或脂肪含量高（特别是油炸）的食物。预防方法请参考本书预防乳腺癌的建议。

（2）子宫内膜癌、卵巢癌、前列腺癌和胆囊癌。

这几种癌症的发生可能与高脂肪、高热量饮食有关。

建议：少吃猪肉或脂肪含量高的食物。

（3）肺癌。

常缺维生素A（红萝卜含有维生素A）和硒的人容易患肺癌。现有的证据表明：含有槲皮素的食物（如苹果、茶和洋葱）能够预防肺癌。

除以上食物外，肺癌还与抽烟、二手烟和环境污染、油烟等有关。肺癌病人常缺维生素A和硒，补充这些有助于降低肺癌的发生率。

建议：职业妇女可以多补充含硒食物，例如枸杞等。

① 孙丽红，何裕民. 生了癌，怎么吃. 上海：上海科学技术出版社，2012.

（4）喉癌、口腔癌。

喉癌、口腔癌的发生与喝烫茶、吃温度太热的菜、槟榔等硬物、太辣的食物、吸烟、酗酒有关。现有的证据表明：类胡萝卜素是一种抗氧化剂，可以有效减少口腔细胞的损伤，口腔细胞可能是口腔癌的前体。

（5）结肠、直肠癌。

与吃高脂肪且含有膳食纤维的蔬菜水果等不足有关。另外，有研究表示，多吃含丰富维生素A的食物（编者按：例如红萝卜等），可降低大肠癌的发生。多喝啤酒或既喝啤酒又喝其他酒的人群，其大肠癌发病率较高。

（6）鼻咽癌。

与饮食中亚硝胺污染例如腌制食物、熏制食物和大米受到镉污染等有关。

建议：鼻咽癌发生率高的地区（如西江流域）居民应该少吃咸鱼、腊肠和腊肉等，建议居民多买北方镉污染少的大米食用（一般地说，南方的大米含镉量比北方的高）。由于海带中的海藻酸钠与具致癌作用的锶、镉有很强的结合能力，并能将它们排出体外，因此，建议居民适当多吃海带。阴雨天和潮湿天气会使食物产生黄曲霉素，因此，应晒干食物，同时多嚼食物（达30次）让唾液杀灭黄曲霉素。

（7）膀胱癌。

与摄入过多糖精、自来水含氯量过大以及憋小便有关。

（8）胃癌。

与摄入辛辣、熏烤、霉变食品，高盐饮食，慢性胃炎，饮用水及粮食中硝酸盐、亚硝酸盐含量偏高，以及饮酒有关。

（9）食管癌。

与喝酒同时吸烟，吃过硬、过于刺激、过烫的食物，缺少维生素A、维生素C和维生素E以及某些微量元素有关。现有的证据表明：含有维生素B_6或维生素E（玉米等）的食物，能够预防前列腺癌和食管癌。

（10）前列腺癌。

含有番茄红素（存在于番茄以及西瓜、番石榴和杏等水果中）的食物能够预防前列腺癌。现有的证据表明：含有维生素B_6或维生素E（玉米等）的食物，能够预防前列腺癌和食管癌。

（11）肝癌。

①与吃入霉变食物（霉变食物中含有大量的黄曲霉素）或乙型肝炎有关。

②水源的污染：饮水污染的程度与肝癌发病呈正相关，污染的水中含有致癌促癌物质，例如蓝绿藻毒素、腐殖酸等。

③酗酒：酗酒明显损伤肝脏，可导致营养不良、肝硬化，在这基础上可发展成肝癌。

建议：多吃纤维素含量高的食物，例如燕麦、糙米、蘑菇、欧芹、韭菜、海藻等。

（12）甲状腺癌。

与饮食中缺碘有关。

建议：吃加碘盐和多吃海带、海藻等食物。

（13）胰腺癌。

胰腺癌被称为“富贵癌”或“老板癌”。现有的证据表明：

番茄可以预防胰腺癌，“高脂、高糖、高油”的饮食习惯以及过多进食海鲜例如海蜇容易患胰腺癌。演员罗慧娟是继著名演员沈殿霞、男高音歌唱家帕瓦罗蒂及苹果公司CEO乔布斯之后，又一位因胰腺癌去世的明星。香港富商霍英东也患上了胰腺癌，但是他克服了这一难关，存活期之长令人称奇；而央视的主持人罗京患胰腺癌后过度治疗，一年即病逝。

胰腺癌高危人群包括慢性胰腺炎患者、好烟酗酒者、“高脂、高糖、高油”饮食爱好者、糖尿病患者等。有研究表示，吃香肠、热狗等加工肉每天超过50克者，罹患胰腺癌风险比常人增加33%，同时也会增加胃癌的几率。

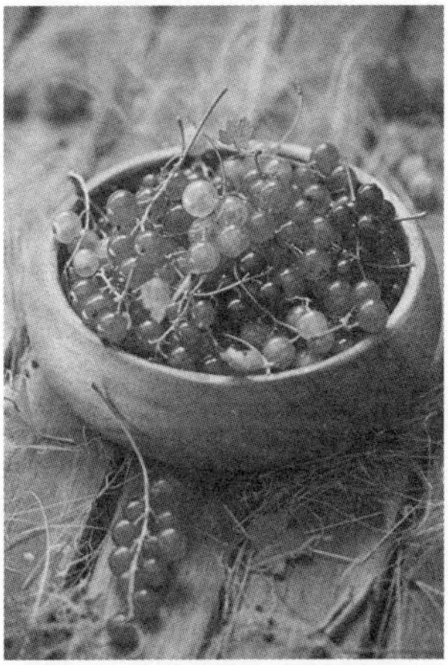

食品里头的营养素，如维生素A、C、E是一些抗氧化剂，能够阻断亚硝胺的合成，预防肿瘤的发生。所以维生素是很重要的，一定要摄取足量，但过多也会引起中毒。

美国斯坦福癌症研究院的科学家在近30年的调查研究中发现：“癌症发生”是一项长期的可逆性“工程”。笔者根据这一结论，认定只要通过一定的措施和手段就可以阻断癌症的过程。我们要不断变化我们的饮食结构，不断地改变和改善我们的居住环境、氧气环境和水质环境以及生活方式，这样也许就能将癌变的苗头消灭在萌芽状态，甚至改变癌变的过程让癌症自愈。

最后，我们用波勒·拉蒂诺—马特尔所说的“热衷于抗癌

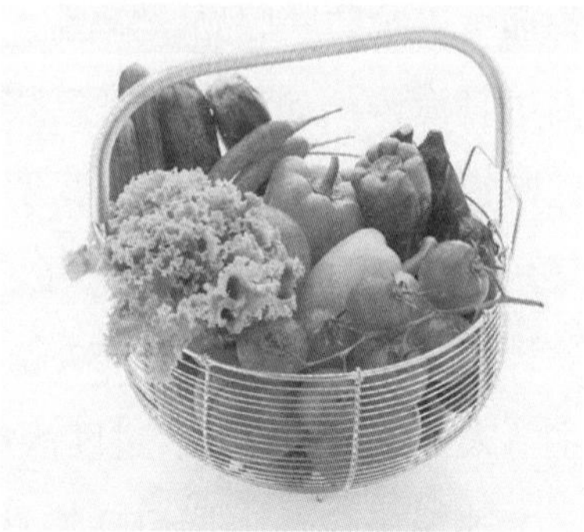

新方法的人们不断从一种所谓的神奇食物成分转向另一种。不幸的是，他们最终却忘了预防癌症所要遵循最基本的营养准则”作为抗癌食物的一个总结。它作为一个温馨提示，也符合世界癌症研究基金会的观点：没有任何一种单一的食物能够保护人们不得癌症。许多科学研究表明植物性食物中的一些成分，比如维生素、矿物质，以及多酚、黄酮类等物质，对所谓的“抗癌”有一定的作用。但他们并不推荐任何一种具体的抗癌食物，而是建议“食谱有三分之二以上的食物来自于蔬菜、水果、全谷以及豆类”[①]。总之，顺应自然的原则，要相信美食促进健康。美食不但是营养，也能让人心情舒畅。就食物而言，新鲜让人赏心悦目，这就是美，就是健康。抗癌就是天然与美的结合。

情绪、饮食、睡眠、环境四管齐下当然是最好的防癌措施。饮食在其中具有很重要的地位，睡眠的时间也有讲究，但建议尽量早睡早起，可以提高防癌的能力。

八、食物抗癌效果至今尚无定论吗

抗癌食物由于基本上都是停留在动物研究的阶段，对于人类的研究无法作出最后的定论。

① 孙丽红，何裕民. 生了癌，怎么吃. 上海：上海科学技术出版社，2012.

九、美国FDA认可的“抗癌食物”有哪些

在美国，要公开宣称一种食物具有“抗癌”作用，必须经过食品与药品管理局（FDA）的许可。只有专家委员会认为具有十分确切的科学证据，才会认可。

迄今为止，FDA对于“抗癌食物”所认证的“健康宣示”只有下面几项［以下来源于美国食品药品管理局（FDA）官方网站翻译］：

（1）饮食中的脂肪与癌症：癌症发生与多种因素有关。低脂饮食可以降低某些癌症发生的风险。

（2）含纤维的谷类、水果和蔬菜：富含谷类、水果和蔬菜等含纤维成分的低脂饮食可以降低某些癌症发生的风险，该病与多种因素有关。

（3）富含全谷和其他植物成分，并且饱和脂肪和胆固醇含量低的饮食：可以降低心脏疾病以及某些癌症发生的风险。

（4）水果蔬菜和癌症：富含水果蔬菜的低脂饮食（水果蔬菜脂肪含量低，可能含有膳食纤维且可能含有维生素A、C）可以降低某些癌症的风险，该病与多种因素有关。西兰花含有大量维生素A、C，也是膳食纤维的良好来源。①

对于许多社会上广为流传的“抗癌食物”，FDA允许的“qualified health claim”有以下几条［以下资料是美国食品与药品管理局（FDA）官方网站原文翻译］：

---

① 美国食品与药品管理局官方网站，http: //www.fda.gov/Food/GuidanceRegulation/GuidanceDocumentsRegulatoryInformation/LabelingNutrition/ucm064923.htm.

（1）硒与癌症。

硒可能在体内产生抗癌作用。一些科学证据表明，食用硒可能在体内产生抗癌作用。然而，FDA已经确定，这方面的证据是有限的，不足以下结论。

（2）抗氧化维生素与癌症。

①一些科学证据表明，抗氧化维生素的消耗可能会降低某些形式的癌症风险。不过，FDA并不赞同这种说法，因为这方面的证据是有限的，不足以下结论。

②FDA已确定，虽然一些科学证据表明，食用抗氧化维生素可减少某些癌症的风险，但这方面的证据是有限的，不足以下结论。

③维生素C与胃癌。

一个薄弱的研究结果不一致，就会导致结论的不正确。一项研究表明，补充维生素C可能会降低患胃癌的风险。基于这些研究，FDA的结论是“维生素C补充剂降低胃癌的风险，是高度不确定的”。

④维生素E与癌症。

A．维生素E与膀胱癌。

一项研究表明，补充维生素E可降低患膀胱癌的风险。然而，另两项研究表明补充维生素E没有降低患膀胱癌的风险。根据这些研究，FDA的结论是，补充维生素E可降低患膀胱癌的风险是极不可能的。

B．维生素E与大肠癌。

两项研究结果不一致：一项研究表明，补充维生素E可降低患大肠癌的风险；然而，另一项研究认为其没有降低患大肠癌风险。根据这些研究，FDA的结论是，补充维生素E可降低患大肠癌的风险是极不可能的。

C．维生素E与肾细胞癌。

一项薄弱而有限的研究表明，补充维生素E可降低患肾细胞癌的风险。FDA的结论是补充维生素E可降低患肾细胞癌的风险是高度不确定的。

（3）绿茶与癌症。

①两项研究没有显示喝绿茶可降低妇女患乳腺癌的风险，但较微弱，更有限的研究表明，喝绿茶可以降低这种风险。基于这些研究，FDA的结论是，绿茶可降低患乳腺癌的风险是极不可能的。

②一项有限的研究并不表明喝绿茶可降低患前列腺癌的风险；另一项有限的研究表明，喝绿茶可以降低这种风险。基于这些研究，FDA的结论是，绿茶可降低患前列腺癌的风险是极不可能的。

（4）钙与结肠/直肠癌、钙和结肠/直肠息肉。

①一些证据表明，补钙可减少患结肠/直肠癌的风险。FDA已经确定，这方面的证据是有限的，没有定论。

②初步证据表明，补钙可以降低得结肠/直肠息肉的风险。FDA的结论是，很少有证据来支持这种说法。

③一些科学证据表明，钙补充剂可能会降低患高血压的风险。然而，FDA已经确定这些证据不是确凿的。

（5）西红柿和/或番茄酱与前列腺/卵巢癌/胃癌/胰腺癌、西

红柿和/或番茄酱与前列腺癌

①非常有限的、初步的科学研究表明，每日吃一个西红柿连续吃一周，可减少患前列腺癌的风险。FDA的结论是，很少有科学证据支持这种说法。

②番茄酱和卵巢癌。

一项研究表明，食用番茄酱，每周两次，可减少患卵巢癌的风险。同样的研究表明，食用西红柿或西红柿汁并不影响是否会患卵巢癌。FDA的结论是，番茄酱可降低患卵巢癌的风险，这种说法是高度不确定的。

③西红柿和胃癌。

四项研究没有表明，番茄的摄入量减少了患胃癌的风险；但有三个研究表明，西红柿的摄入量可减少这种风险。基于这些研究，FDA的结论是，西红柿可降低患胃癌的风险是极不可能的。

④西红柿和胰腺癌。

一项研究表明，食用西红柿不降低患胰腺癌的风险；另有研究表明，食用西红柿可减少这种风险。基于这些研究，FDA的结论是，西红柿可降低患胰腺癌的风险是极不可能的。①

FDA的这些说法虽然认可了“有一些”食物研究显示了“抗癌”的作用，但这些证据还不够支持结论。看来要取得国家食品与药品管理局特别是FDA的认可，目前的食物研究水平很难做得到。因为很多研究只针对器皿或动物实验，而针对人类的抗癌研究还没有足够的科学证据。也许是因为食物的几千种成分太难分析和确定了。笔者认为，虽然尚没有足够的证据

① 美国食品与药品管理局官方网站，http://www.fda.gov/Food/GuidanceRegulation/GuidanceDocumentsRegulatoryInformation/LabelingNutrition/ucm064923.htm.

证实食物的“抗癌”作用，但并不表示食物没有一点“抗癌”作用；相反，人们只要吃进足够的均衡比例的植物性食物，患癌的几率就会大大降低，这已经被世界癌研究基金会的研究证实。反过来说，食物确实有抗癌作用，只不过不是单一的食物在起作用。可以确定的就是，均衡比例的食物具有抗癌作用。但是如何才算均衡，目前没有通用的标准。大米、面粉、面包、糖的精加工生产的风险，使食物的完整性摄入（原生态不加工）十分重要。

十、公众饮食防癌的基本常识是什么

笔者建议：少吃谷类精加工食物如白面包和蛋糕，多吃全谷类、粗（少）加工和含膳食纤维较多的食物。这应该成为公众饮食防癌抗癌的基本常识。多吃具有植物营养素的蔬菜、水果、豆类、坚果和种子，以及谷类、根茎类和其他植物性食物，也应成为预防癌症的常识。例如，广州结直肠癌发生率全国第一，当地居民除要饮食低脂肪食物、增加蔬菜水果膳食纤维的摄入量外，还要勤锻炼，并增加维生素A（红萝卜等）的摄取。广东鼻咽癌高发，当地居民就要多吃海带，少吃腊肠。福建和广东肝癌高发，当地居民应多晒干食物，增加食物嘴嚼次数，打肝炎疫苗。

十一、腌肉、油煎食物和辣椒会增加女性肺癌率吗

孙丽红博士经调查发现，“腌肉、油煎食物和辣椒会增加上海女性患肺癌的风险”[①]。

① 孙丽红. 何裕民. 生了癌，怎么吃. 上海：上海科学技术出版社，2012.

十二、吸烟男性如何通过饮食降低肺癌发生率

肺癌在我国属于死亡率最高的癌症。其中吸烟、空气污染和厨房污染是导致肺癌的重要因素，因此除了要治疗肺炎等病外，采取有效手段降低香烟致癌也十分重要。

根据相关研究，建议：

（1）吸烟男性特别是吸烟年龄×每天吸烟数量（例如20年烟龄×每天抽烟20支≥400）的癌症高危男性应该适当合比例地加大新鲜蔬菜和水果的摄入量，多吃润肺汤，例如杏仁汤。

（2）吸烟人士应适当增加天然维生素A（如红萝卜、白萝卜、南瓜等）的摄入量和香菇、鱼腥草茶等的摄入量。

（3）增食一些含槲皮素（如苹果、洋葱）的食物。

（4）适当增食含硒食物，如枸杞、生大蒜等。

（5）适当运动，增加肺功能。

（6）多喝清肝明目的枸杞叶（含梗）的汤，也可适当饮用菊花茶以护肝养肝，增强肝的解烟毒功能。

（7）改喝弱碱性的水，特别是小分子团水，可增强中和烟毒（酸毒）的功能。

（8）到空气好的地方居住、工作。

（9）多开排气扇。

（10）喝葡萄酒比白酒、啤酒更佳。

（11）女性尤其是吸烟女性应该减少腌肉、油煎食物和辣椒的摄入量，以预防肺癌。

（12）同时建议，吸烟者和居住在空气污染严重、肺癌高发

地区（例如广州、北京、上海）的人，要经常食用新鲜蔬菜和水果，尤其是富含维生素C的食物，这对肺癌的发病有保护作用。

十三、素食为主的膳食更令人长寿吗

蒸、炒等方法被证实比煮的方法更能保存抗癌营养物质。急火快炒，减少蔬菜受热的时间可以减少营养素的破坏和损失。事实上，现吃现炒等于摄入更多蔬菜营养素，请尽量不留隔夜蔬菜。根据研究，叶酸具有预防结肠癌、直肠癌和乳房癌的B族维生素。谷物和全麦粉制品是叶酸的良好来源。

美、英、中三国教授在中国的24个省、市、自治区的69个县开展了三次关于膳食、生活方式和疾病死亡率的流行病学研究。研究结果明确地揭示："以动物性食物为主的膳食会导致慢性疾病的发生（如肥胖、冠心病、肿瘤、骨质疏松等）；以植物性食物为主的膳食有利于健康，也最能有效地预防和控制慢性疾病。"①用通俗的话讲就是：多吃粗粮、蔬菜和水果，少吃鸡、鸭、鱼、肉、蛋、奶等。

十四、食物的多元化、均衡化才是最重要的抗癌症之道

最后，笔者提醒：食物的多元化比食物的单一化抗癌性更强。我们可将食物多元化和食物单一的抗癌性相结合，但不要迷信食物单一的抗癌性，因为在世界癌症研究基金会和众多专

① http：//blog.sina.com.cn/s/blog_4ca8afd80102e1ti.html

家看来，食物的多元化、均衡化才是最重要的抗癌症之道。最后祝愿大家成功地“抗癌于未然”！

十五、抗癌效果最好的二十种蔬菜是哪些

日本国立癌症预防研究所经过大量的研究和实验，筛选出20种对癌症有显著抑制作用的蔬菜（仅供参考，切勿照搬，须遵医嘱）：

序号	品种	癌细胞抑制率	序号	品种	癌细胞抑制率
1	熟番薯	98.7%	11	金花菜	37.6%
2	生番薯	94.4%	12	荠菜	35.4%
3	芦笋	93.7%	13	苤蓝	34.7%
4	花椰菜	92.8%	14	芥菜	32.4%
5	卷心菜	91.4%	15	雪里红	29.8%
6	菜花	90.8%	16	番茄	29.8%
7	西芹	83.7%	17	大葱	16.3%
8	茄子皮	74%	18	大蒜	15.5%
9	甜椒	55.5%	19	黄瓜	14.3%
10	胡萝卜	46.5%	20	大白菜	7.4%

十六、食物与可能预防的癌症的关系

表一

序号	食物	可能预防的癌症
1	鱼油	各种癌症
2	鱼鳞	白血病、胃癌、淋巴癌

（续上表）

序号	食物	可能预防的癌症
3	牛肉	各种癌症
4	羊胎	肺癌、肝癌、白血病等
5	桑蚕	各种癌
6	大枣	各种癌
7	酸梅	宫颈癌
8	香菇	各种癌症
9	大蒜	胃癌、结肠癌
10	萝卜、白菜、芥菜、水生蔬菜	肺癌、胃癌、肝癌、喉癌、食管癌
11	米糠	结肠癌、直肠癌
12	麦麸	结肠癌、直肠癌
13	黄豆	乳腺癌、结肠癌、直肠癌、食管癌
14	鱼腥草	胃癌、肛门癌、肺癌等
15	魔芋	甲状腺癌、胃贲门癌、结肠癌、淋巴瘤、腮腺癌、鼻咽癌等
16	人参	阳虚症引发的癌症
17	菠菜	肝脏、卵巢、结肠、前列腺癌
18	草莓	肺癌、结肠癌、血癌等
19	南瓜	肺癌
20	胡萝卜	肺癌
21	橄榄油	乳腺癌和结肠癌
22	金针菇	宫颈癌
23	猴头菇	胃癌、食道癌等
24	苹果、茶和洋葱	肺癌
25	蜂乳	各种癌
26	海带、紫菜、裙带菜等	乳腺癌

（续上表）

序号	食物	可能预防的癌症
27	海蜇	辅助治疗肺癌、食管癌及妇科肿瘤
28	带鱼	急性白血病等
29	蓝莓	各种癌，但建议不要过量
30	奶制品	乳腺癌
31	脂质鱼	肝癌
32	全谷类食物	结肠癌
33	豆类	乳腺癌、结肠癌、直肠癌、食管癌
34	绞股蓝	肺癌
35	大豆	肺癌
36	菠菜	肝癌、卵巢癌、结肠癌、前列腺癌
37	叶酸	结直肠癌、乳腺癌

仅供参考，切勿照搬，须遵医嘱

十七、防癌抗癌食物50种

种类	序号	食物	作用
蔬菜类	1	白薯	抗癌状元
	2	芦笋	菜中之珍
	3	卷心菜	健胃抗癌良药
	4	菜花	贫困者的医生
	5	芹菜	降压防癌佳品
	6	茄子	抗癌佳蔬
	7	胡萝卜	小人参
	8	荠菜	绿色保健食品

（续上表）

种类	序号	食物	作用
蔬菜类	9	黄花菜	天然硒库
	10	番茄	奇妙的菜中之果
	11	洋葱	菜中皇后
	12	大蒜	天然抗生素
	13	黄瓜	减肥美容佳蔬
	14	萝卜	消积化痰良蔬
	15	韭菜	佳蔬良药
	16	辣椒	驱寒开胃佳蔬
	17	竹笋	菜中第一品
	18	生姜	健胃散寒良药
	19	魔芋	减肥抗癌良蔬
	20	百合	滋补润肺佳品
水果品类	21	橘子	全身是宝的佳果
	22	香蕉	智慧之果
	23	苹果	壮骨抗癌佳果
	24	杏	抗癌防癌神品
	25	猕猴桃	果中之金
	26	草莓	水果皇后
	27	西瓜	水果之王
	28	山楂	降压消食之果
	29	大枣	益气安躯上品
	30	核桃	滋补养身干果
	31	枸杞子	滋补保健佳品
	32	菱角	益气健脾良药
	33	柚子	消食醒酒之果

以上资料摘自《防癌抗癌食物50种》。

《防癌抗癌食物50种》主要阐述一些食物防癌知识：

——不吃或少吃红肉（牛肉、羊肉、猪肉），可使结肠癌的发病率减少75%。

——食用富含维生素C的食物，包括猕猴桃、鲜枣、苦瓜、橘子、橙子、柚子、卷心菜、菜花、苤蓝、大蒜、大葱、洋葱、大豆、绿茶等，有助于防癌。

——胰腺癌一般比较青睐“老板”，所以，“老板”应该尽量少吃红肉，多吃含番茄红素的食物，例如饱含番茄红素的西红柿、西瓜、杏等。

——番茄红素具有强大的抗胰腺癌效果。

——由于蔬菜和水果可以对抗红肉的致癌作用，所以吃红肉时应该多吃蔬菜、水果。

——吸烟或被动吸烟者，应该多吃蔬菜和水果预防肺癌，并多吃富含胡萝卜素的食物。天然的胡萝卜素是抗肺癌的有效成分，但是“抽烟者吃含胡萝卜素的营养补充剂被证实反而会加大肺癌的风险”，富含胡萝卜素的食物包括菠菜、西瓜、南瓜、胡萝卜、白薯、韭菜、小白菜、青蒜等。

——一些学者指出，亚洲妇女乳腺癌的发病率较低，主要原因之一是她们经常食用十字花科蔬菜，如卷心菜、菜花、苤蓝、芥菜、油菜、萝卜等。这些蔬菜中所含的有机硫化合物显示出很强的抗癌活性。在美国编印的防癌指南中，也把多吃十字花科蔬菜列为重要的一条。①

① 李家盈. 防癌抗癌食物50种. 北京：人民体育出版社，2000.

附录一　可抗癌的音乐及影视作品

音乐具有放松情绪、缓解压力和紧张、净化心灵、陶冶情操等作用。在对癌症患者做音乐治疗研究时发现，慢节奏、旋律优美的放松音乐最能被癌症患者接受；另外，童谣、国语老歌也是癌症患者的喜爱。研究发现，音乐对于67%的患症患者有缓解压力的帮助，对33%的患症患者作用十分明显。笔者提出的“预防癌症音乐”的观点，与音乐治疗癌症的观点应该是共通的。建议多听抒情的优美旋律，特别是一些经典旋律。抒情音乐可以舒缓神经、放松神经，而经典旋律可以勾起美好的回忆。

一、笔者推荐的抗癌音乐有哪些

香港顾家辉创作的歌曲，田壮创作的歌曲，经典的老歌，青年时代自己唱过的歌曲，贝多芬创作的歌曲，儿童歌曲，香港每年十大劲歌金曲颁奖礼歌曲，王菲、梅艳芳、汪峰、张学友、刘欢、张信哲、王洁实、韩红、成方圆、邓丽君演唱的歌曲，其他旋律优美的歌曲。

二、防癌音乐——歌曲《防癌的澎湖湾》

原作：《外婆的澎湖湾》；作词：叶佳修；作曲：叶佳修；原唱：潘安邦

新作：《抗癌的澎湖湾》；作词：唐伟钊；作曲：叶佳修

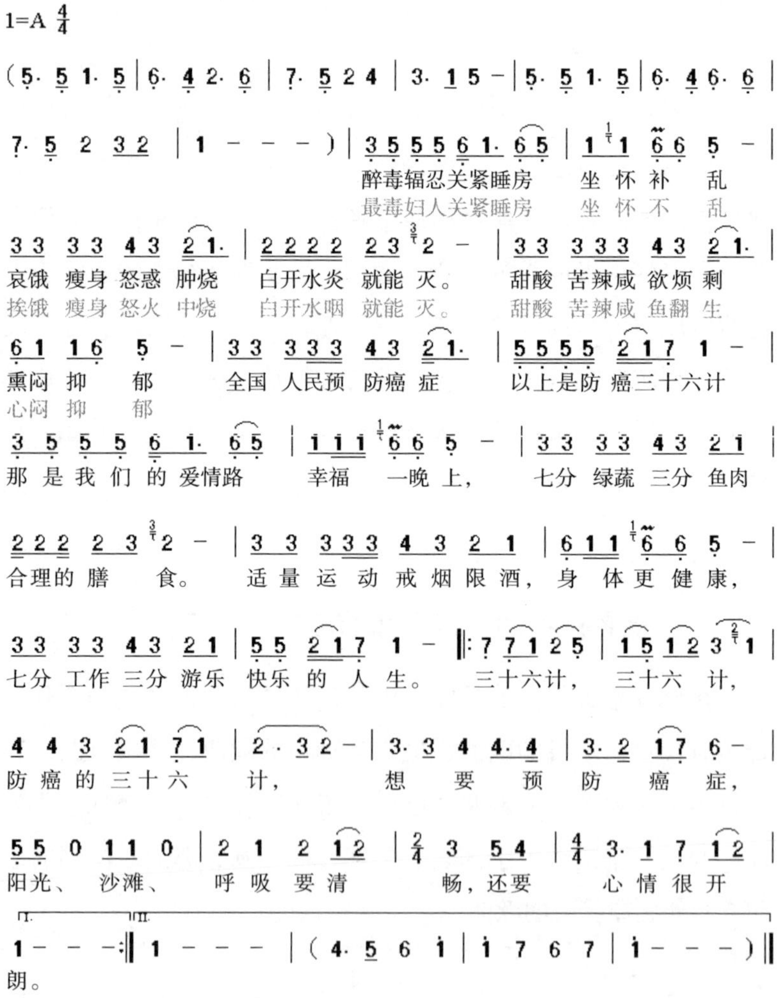

注：因无法联络到作曲本人，请与此歌有关的权利人联系本书作者领取稿费。

三、笔者推荐的抗癌电视栏目有哪些

（一）中央电视台《星光大道》

（二）中央电视台综艺频道《喜乐汇》

（三）浙江电视台的《中国梦想秀》

（四）江苏电视台的《非诚勿扰》

（五）广东电视台戏曲频道中“欢快的曲艺节目”

（六）广东电视台的《今日关注》

（七）广州电视台的音乐节目《晚安广州》

（八）广东电视台的《音乐之星》

附录二　抗癌读物

一、推荐的抗癌书籍有哪些

（一）《生了癌，怎么吃》

（二）《防癌抗癌食物50种》

二、推荐的抗癌网站有哪些

（一）世界癌症研究基金会网站，http://globocan.iarc.fr

（二）世界癌症研究基金会香港网站，http://cn.wcrf-hk.org

（三）中国抗癌协会网，http：//www.caca.org.cn

（四）广东抗癌协会，http：//www.gdcaca.org.cn

（五）好大夫网，http：//www.haodf.com/

（六）39网健康，http：//www.39.net

（七）寻医问药网，http：//www.xywy.com

（八）爱唯医学网，http：//www.elseviermed.cn（介绍国际先进的癌症治疗研究进展）

三、推荐的抗癌杂志有哪些

（一）《中国癌症杂志》

主办单位：上海市复旦大学附属肿瘤医院，http://www.china-oncology.com

（二）《癌症》*Chinese Journal of Cancer*

主办单位：中山医科大学肿瘤防治中心

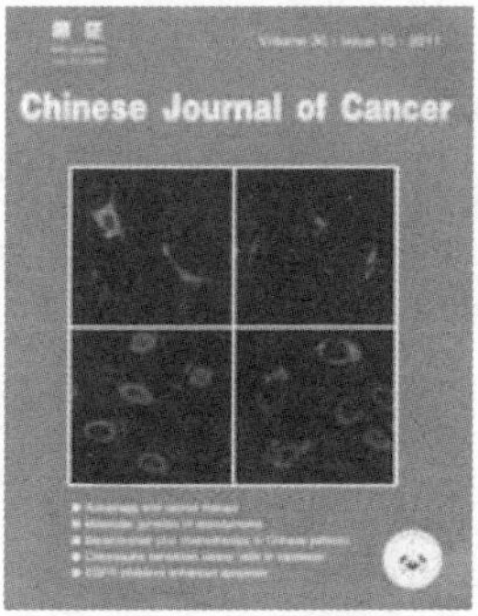

（三）《国际癌症杂志》（国际抗癌联盟的官方杂志）*International Journal of Cancer*（INT- J CANCER）

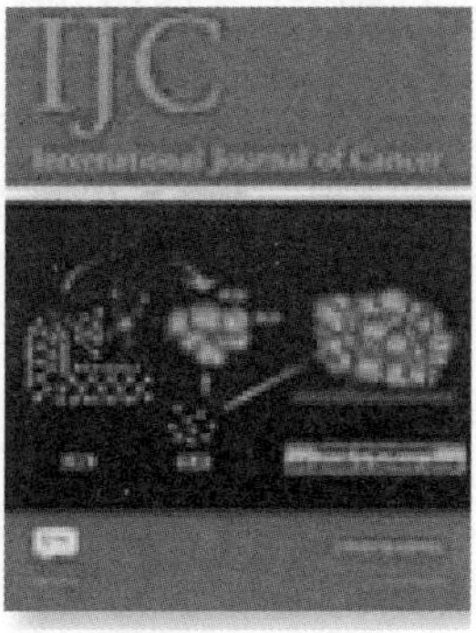

（四）《乳腺癌研究和治疗》

附录三　世界癌症研究基金会的十个防癌建议

1．控制体重和减肥。

2．尽量少吃洋快餐，吃洋快餐时也不吃或少吃炸薯条、炸鸡、炸牛肉和汉堡包等。

3． 在体重不致过轻的情况下，越瘦越好。

4． 每天最少运动30分钟。

5．避免饮用含糖的饮品。限制进食热量密度高的食物（特别是高糖分或低纤或高脂肪的加工食物）。

6．吃不同类型的蔬果、全谷物和豆类食物。

7．减少进食红肉（如牛肉、猪肉和羊肉），以及避免食用加工肉类。

8．如要喝酒精饮品，男士每天不应喝多于两杯，而女士则以一杯为限。

9．限制食用高盐分的食物和经盐（钠）加工的食物。

10．不要使用营养补充剂来预防癌症。

给特别人士的建议：

1．尽量纯以母乳喂哺婴儿至六个月大，然后添加其他饮品和食物。

2．在治疗结束后，癌症幸存者应跟从本会预防癌症的建议。

3．请谨记——切勿吸烟或嚼嚼任何烟草类产品。

参考资料：世界癌症研究基金会网站。

以上世界癌症研究基金会的10个建议主要是经对欧洲人士调查得出的，笔者认为前文的36条防癌建议，更加适合亚洲人士特别是中国居民预防癌症。

目前因为癌症研究水平的限制，还有很多致癌因素不明确；因此，笔者提倡系统地防癌。主要目的是要大家预防一些不容忽视的因素。防癌永远是一项综合性工程，需要协同发挥最大作用，综合的防癌方法才是最彻底、最有效的。

附录四　无癌区斐济和巴马居民的饮食习惯、活动习惯等情况分析

类别	共同点	对比情况
环境问题	巴马：1. 拥有长寿河，空气清新，负离子丰富。2. 气候温和	环境优美，无空气污染和食物污染，天气温和
	斐济：1. 面临大海，依山傍水。2. 天气温和	
饮食习惯	巴马：1. 以大米、玉米为主，同时搭配各种豆类、薯类等杂粮。2. 多粥食，少肉。3. 食用天然麻油、各种食用菌、纯天然、鲜艳蔬果。4. 不暴饮暴食，血硒、血锰检测高于常量3~6倍。	1. 低脂肪、低热量、低胆固醇。2. 常吃的食物含硒、铁、锌、钙等矿物质和微量元素。
	斐济：1. 经常吃杏仁等润肠食物。2. 常吃荞麦、诺丽及新鲜的鱼、虾、贝类等。	
人际关系	巴马：居民常与亲戚见面，栽花、养小动物以陶冶情操。	人际关系和谐，没有太大生活和工作压力，常能保持良好的心态。
	斐济：居民常与家人一起度过愉快的时光。	
活动习惯	巴马：1. 体力劳动多，日出而作，日落而归。2. 常唱山歌跳舞。3. 受到日照时间长。	1. 有足够的体力劳动或运动。2. 晒太阳的时间充足。3. 居民常唱歌跳舞。4. 生活节奏慢。
	斐济：1. 运动多，多晒温和的阳光。2. 民族歌舞较流行。3. 休闲活动比较多，生活节奏慢。	

后　记

《生活防癌36计》总算收笔了，撰写《生活防癌36计》的初衷是目前国内外防癌技术仍未进入理想阶段，防癌仍需从我们身边的小事做起。“中国抗癌纳米核导弹”技术因为缺乏巨额资金等原因至今仍然无法顺利进入良好的小样开发和临床试验阶段，在现有医学水平下，预防癌症仍然胜于治疗癌症。

在中国90%的癌症因为复发而无法医治（五年生存期为25%左右），复发的主要原因是我国的筛查面太小，发现癌症时约80%的患者已经是中晚期。事实上，多数早期的癌症通过手术等方式是可以治愈的。按照现代医学的观点，已经发生的癌症，1/3可以预防，1/3可以通过早期治疗而痊愈，1/3的患者可通过有效治疗而减轻痛苦。鉴于还有2/3的癌症仍然不能预防，本书将36种致癌因素，特别是目前还不明朗的因素逐一剖析，让大家在生活中多加注意，提高预防癌症的成功率。

笔者从世界无癌国斐济和广西巴马基本无肠癌区的生活方式研究论证中得出这样的结论——癌症是100%可以预防的。作为发展中国家的中国，理论上，我们应该是以穷癌（肝癌、胃癌、食管癌等）为主的国家才对；但随着生活水平的提高，很多人事实上还未真正富裕，也出现了“未富先富癌”的现象。对于生活在饱受空气污染、水质污染和食物污染、心理污染等因素条件下的人们而言，如何避免癌症的发生，是当今世界预防癌症研究的热点和难点，鉴于医学界对癌症的成因仍存在不少的争论，笔者以综合防癌的角度创新性地提出“要防癌就要防止36种致癌因素”的观点。笔者倡导：饮食绿色化、均衡化、无公害化、少肉化；运动或劳动适量化、坚持化；蔬果多样化、多彩化；水果经常化、充足化、多样化；心情愉悦化、幽默化；呼吸无烟化、清新化；水质小分子化、弱碱化；炎症治疗彻底化；睡眠充足化；装修环保化、少辐射化；心情平静化、从容化、平淡化。

从排序上看，炎症是我国男女总体癌症的首发原因。而男人癌症的首发原因是抽烟，面对10个烟民两个癌症的局面，从国家立法层面降低香烟的生产和销售更能预防癌症。从“适量运动有助于提高人体的循环系统，从而有助于滋润细胞，避免细胞变质、变坏引起突变”和“癌细胞不喜欢适量经常运动的弱碱性体质”的角度，国家层面倡导的全民健身运动有助于整体上预防癌症，但运动受到场地和时间的很大限制。其实，上班族可以通过骑自行车和散步、快走、走楼梯，提前下车步行一个站等方式来预防癌症。对烟民来说，无癌国家斐济的例子是值得借鉴的。他们并非无烟国，却是无癌国。饮食、运动、心态等都值得借鉴。斐济的一个博士甚至提出“禁烟的立法”观点，一旦抽烟将被视为违法。虽然至今未能施行，对烟瘾大的烟民而言，抽少一些烟在某种意义上也是可以预防癌症的。本书出版后如果能令烟草销售逐年下降，五谷杂粮、水果蔬菜销量猛增，肉类销量下降，笔者肯定会感到欣慰；因为这预示着癌症的发生率在减少。最后还要提请读者注意，不要以为美国的空气污染只引起了大约1%的癌症就误以为空气污染对于癌症发生的贡献率没有那么高。作为以GDP为主要政绩观的中国，由于空气污染导致癌症的几率肯定会更严重一些。可喜的是，本后记收笔之时，中央已明确提出不再以GDP论政绩的决策。从国家层面看，如能立法，电动车全面取代摩托车将更有助于降低癌症的发生率；面对“越发达的国家癌症越多”的现实，最穷的地方（例如广西巴马）几乎不用采取什么手段就能达到零癌症的效果。如能立法，将目前公共场所吸烟罚款的规定改为“污染与危害公共安全罪或行为”，那将大大降低一手香烟和二手香烟致癌的比率。从2013年8月广州公布的“男性肺癌排名第一，女性乳腺癌排名第一”的结果看，笔者建议大家尽量抽时间去空气好的地方居住和旅游；对于女性朋友，建议你重新浏览本书预防乳腺癌的21条建议；对于已经查出是患癌的朋友，请你不要害怕，癌症是可以逆转的，只不过你和医学家不知道如何逆转而已，建议你多看几遍本书，可能会有所感悟。笔者始终认为，死亡就是最大的心灵平静，当你把死亡看透以后，你就会把死亡看得轻松。这样，你更能成为无癌人。哪怕已经是癌症患者，请淡然地面对，癌症有时候也害怕我们自身的力量，例如有的人发高烧就把癌细胞全部烧死，有的人去了风景秀丽、神清气爽的地方旅居一段时间，竟然可以奇迹般地痊愈。

癌症是可以预防的，也是可以治愈的，因为它是可以逆转的，只不过我们暂时没有找到很好的方法而已。期望并祝愿

“中国抗癌纳米核导弹”药物方法的发明，祝愿本人发明的这一纳米抗癌“核导弹”药物在若干年后能诞生并用于临床治疗！让大家和医学家一起共同努力寻找吧！最后祝愿读者能够因为阅读本书，使自己的家庭成为健康幸福的无癌家庭。

唐伟钊

2013年12月